ISBN-13: 978-1530413836

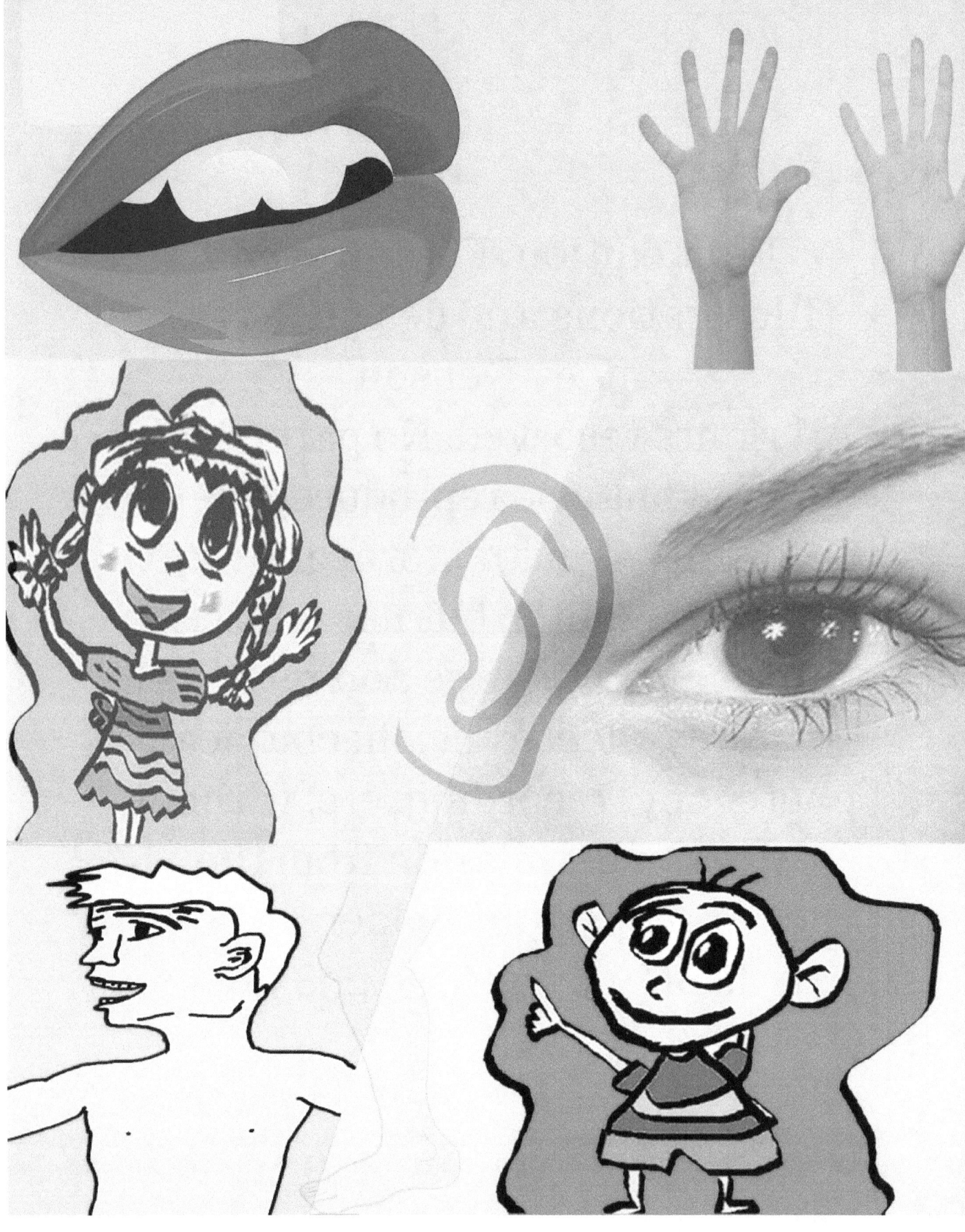

Body

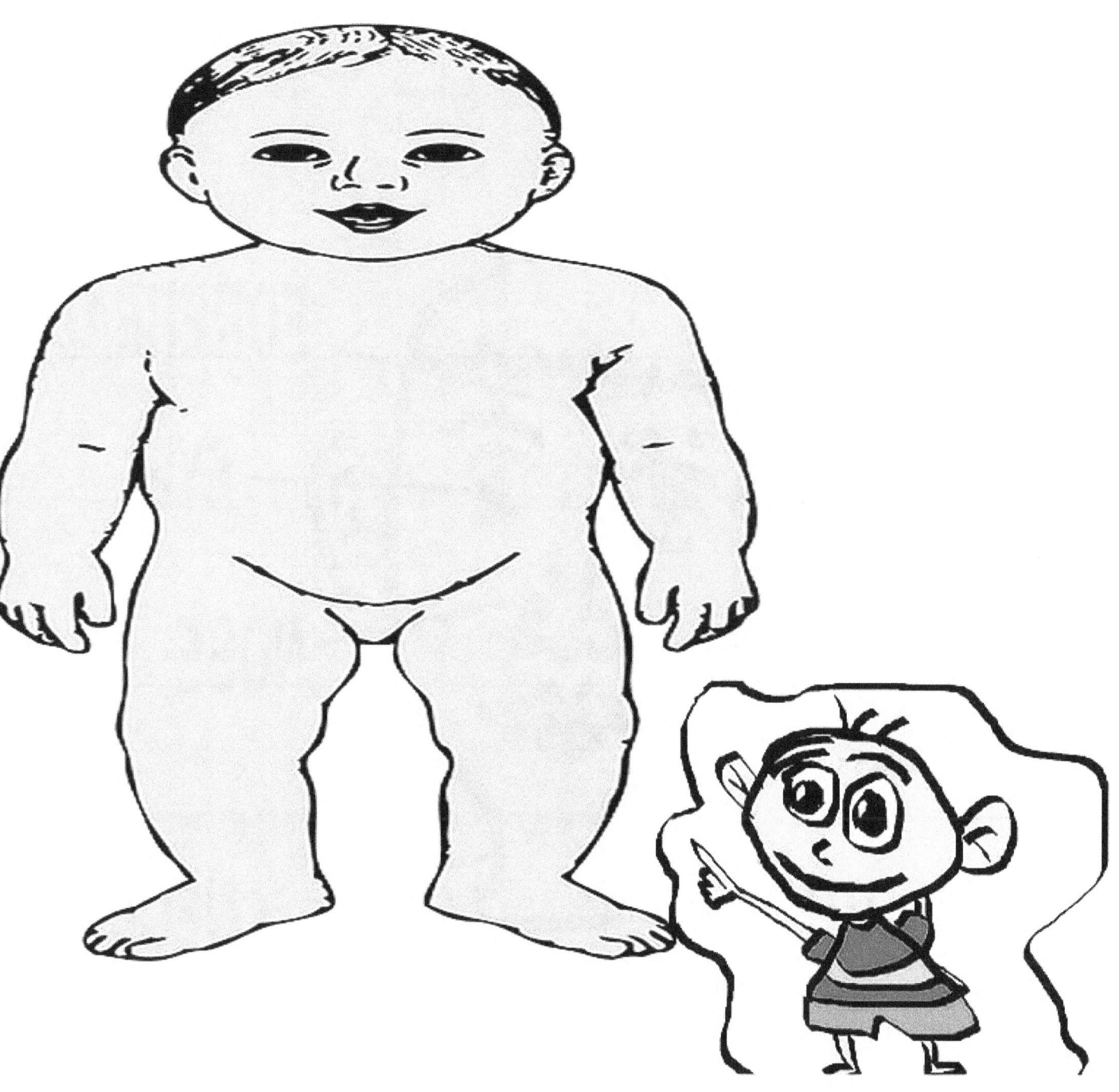

Body Parts
Upper Body

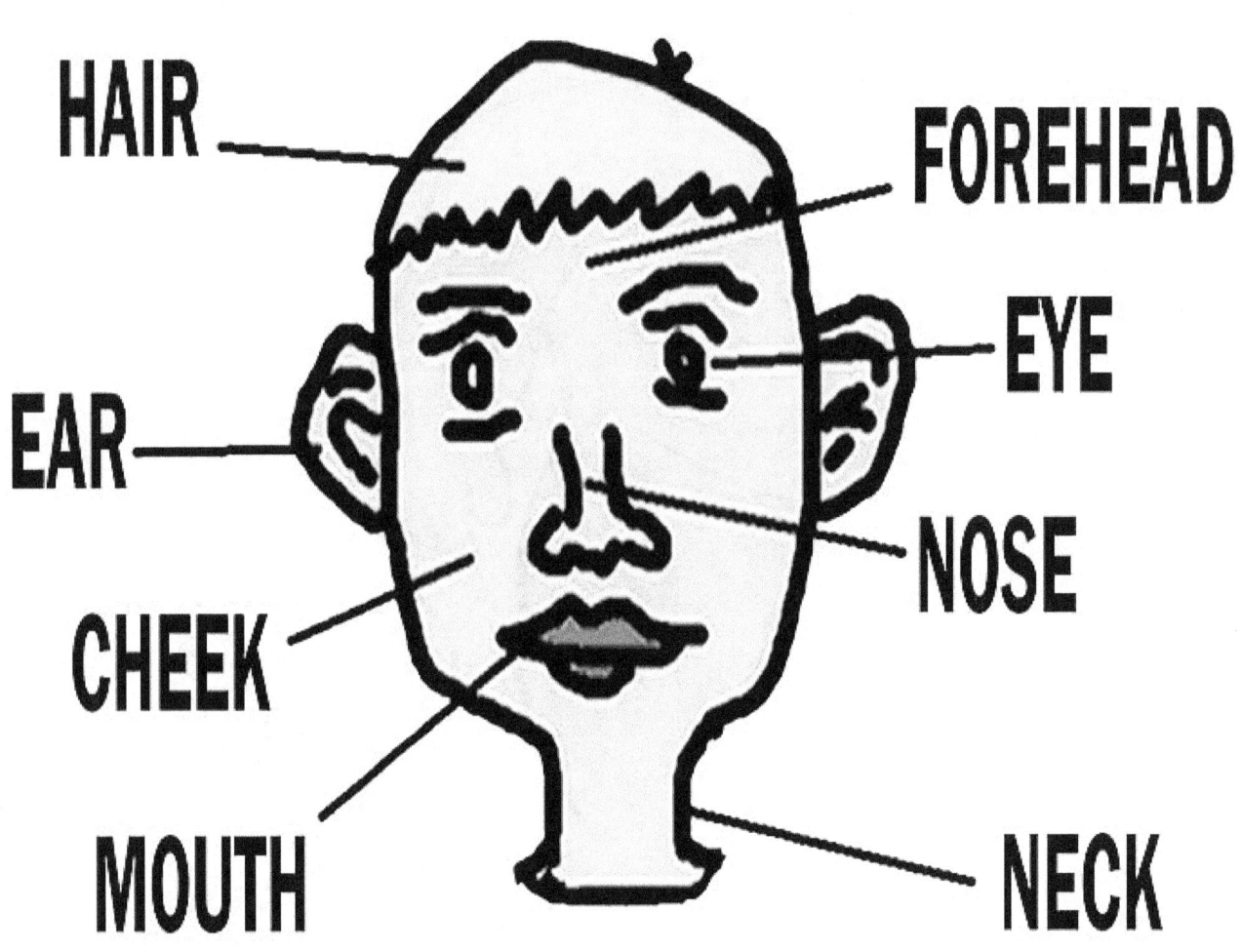

HAIR

FOREHEAD

EYE

EAR

NOSE

CHEEK

MOUTH

NECK

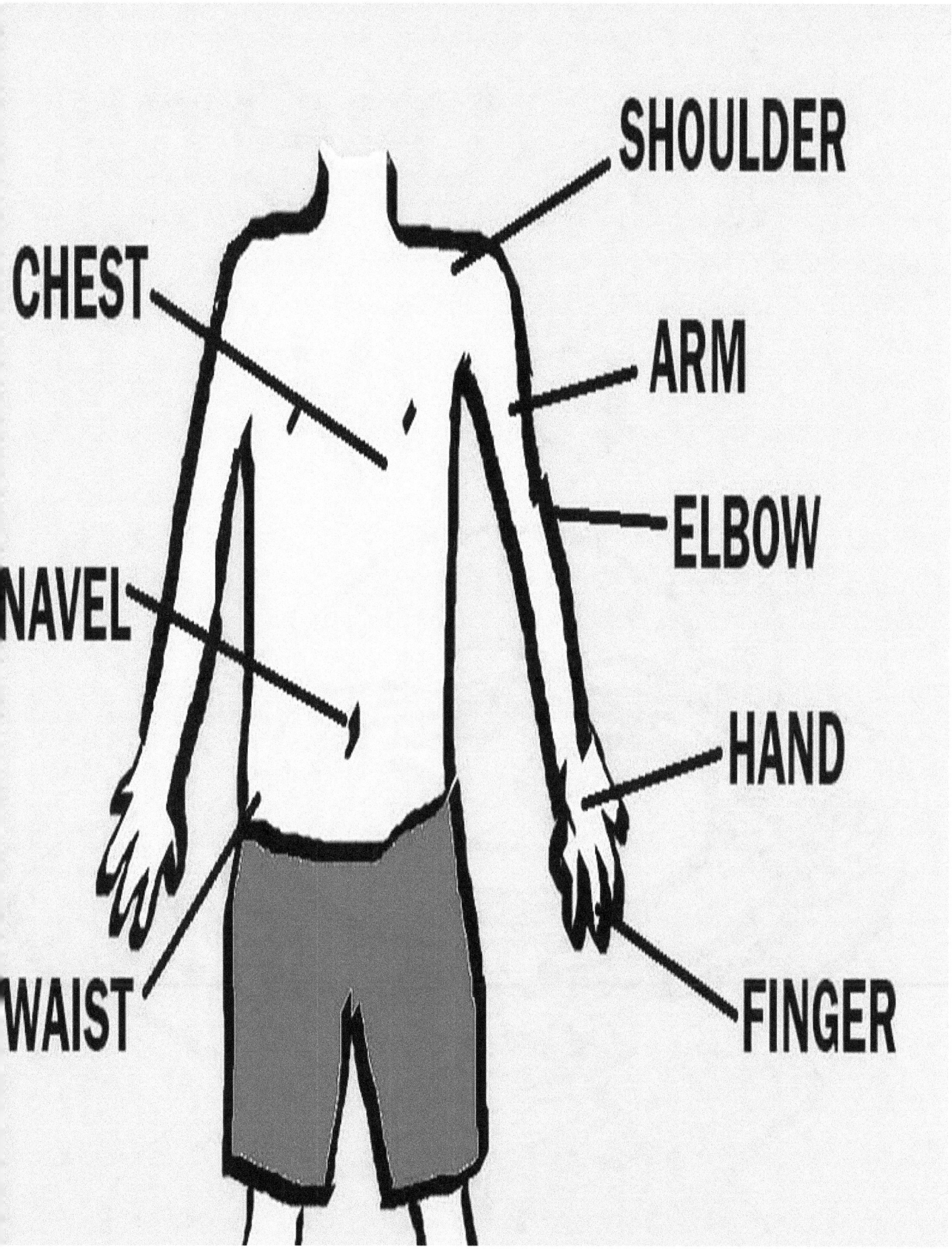

Lower Body

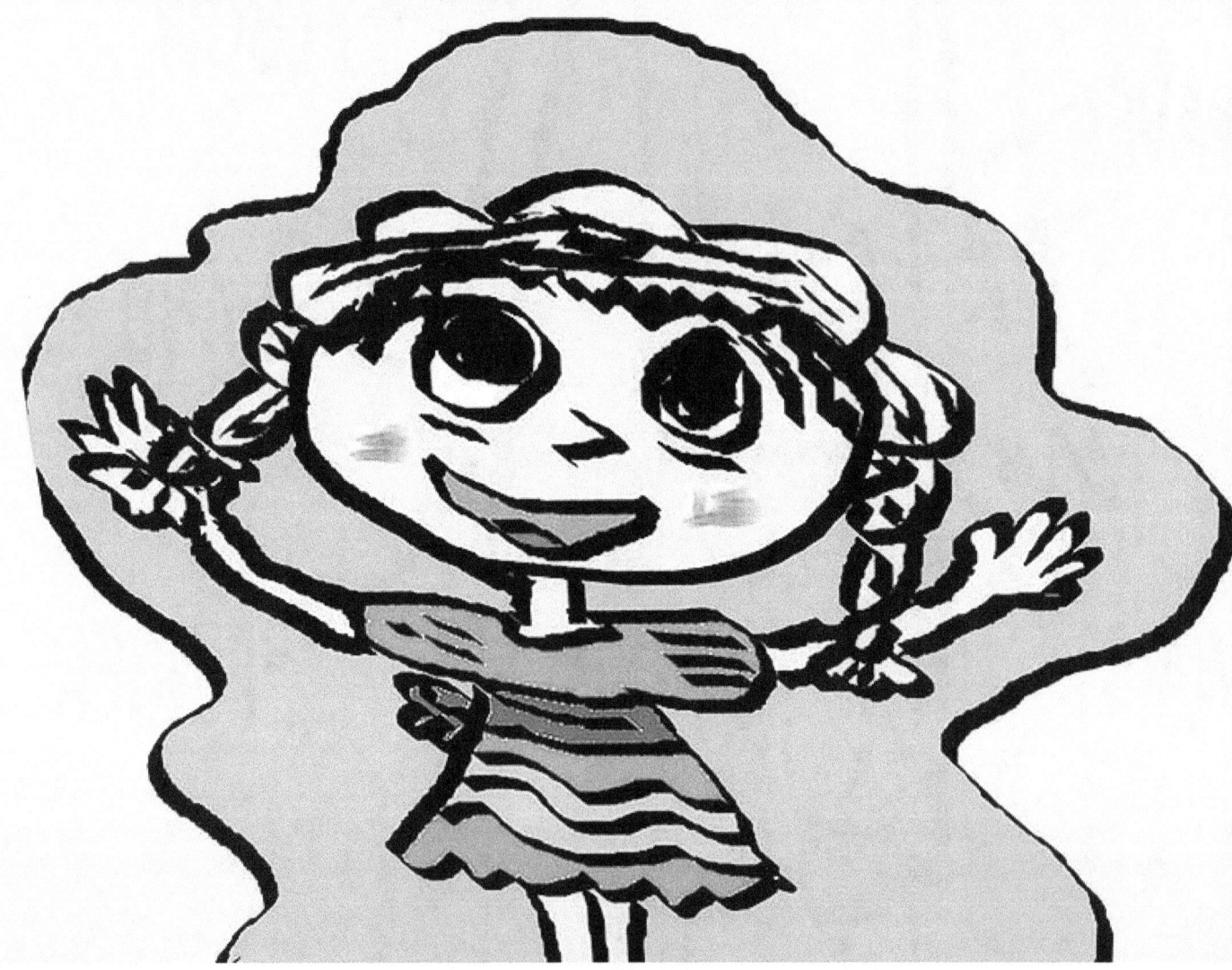

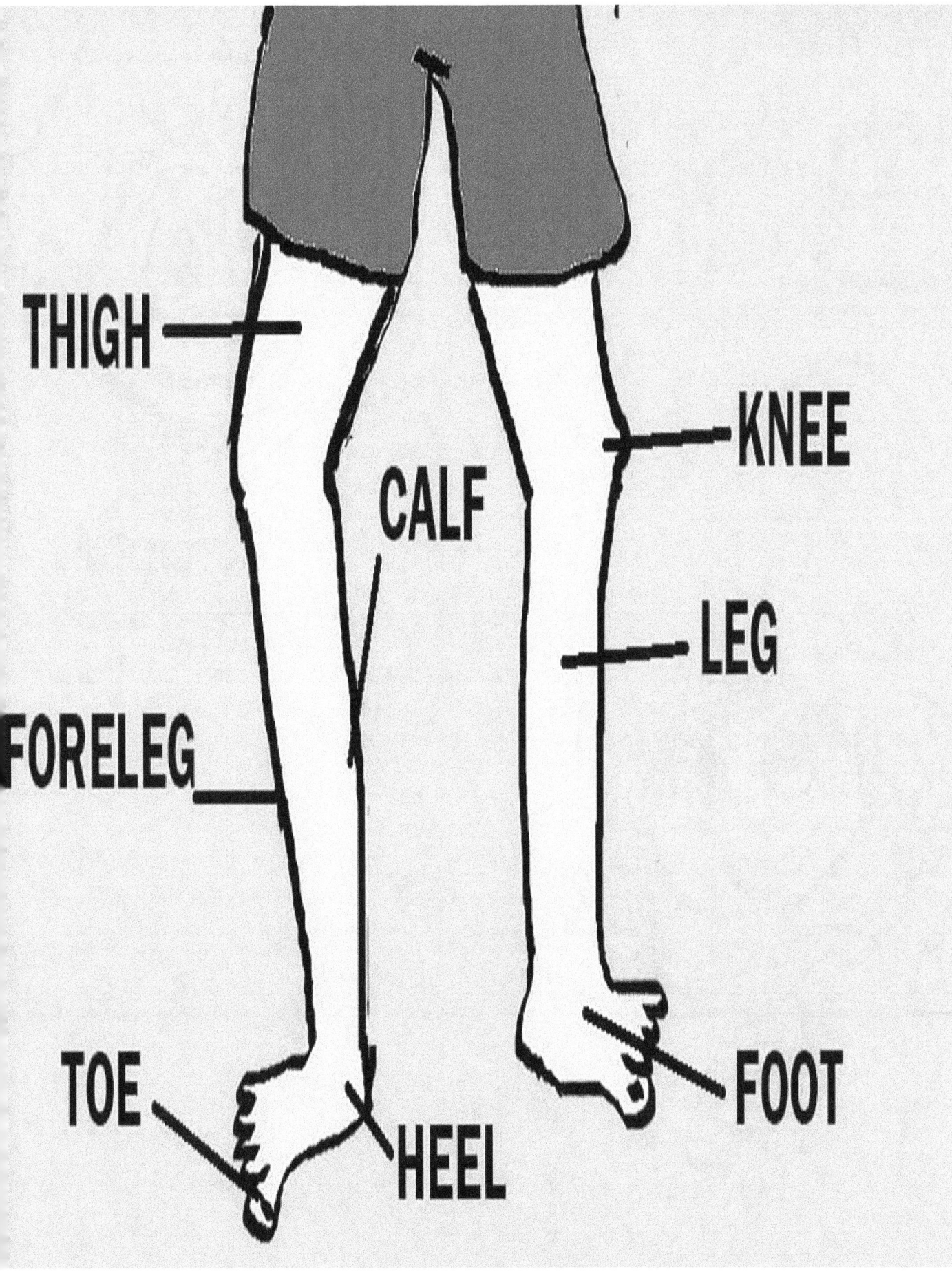

Body Quiz ?

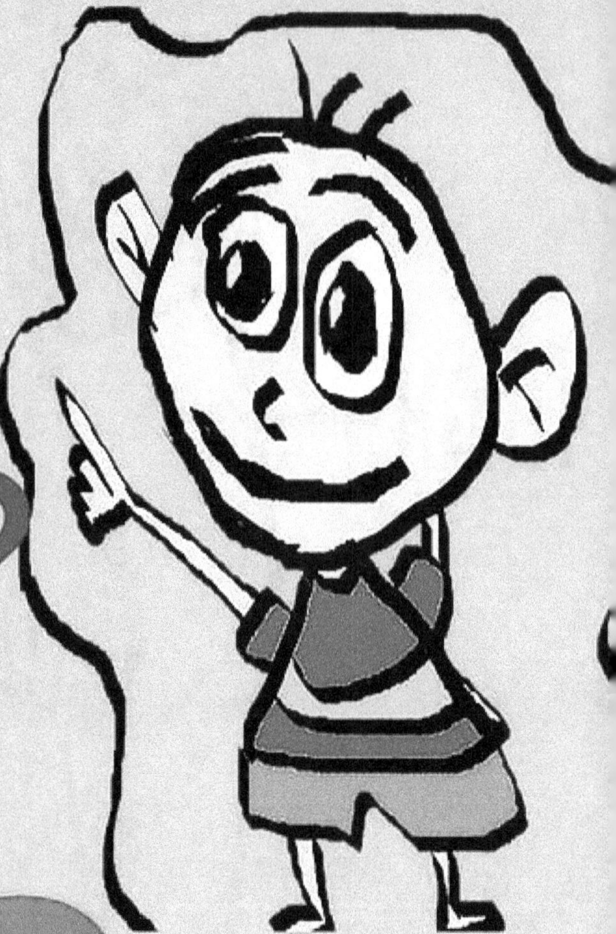

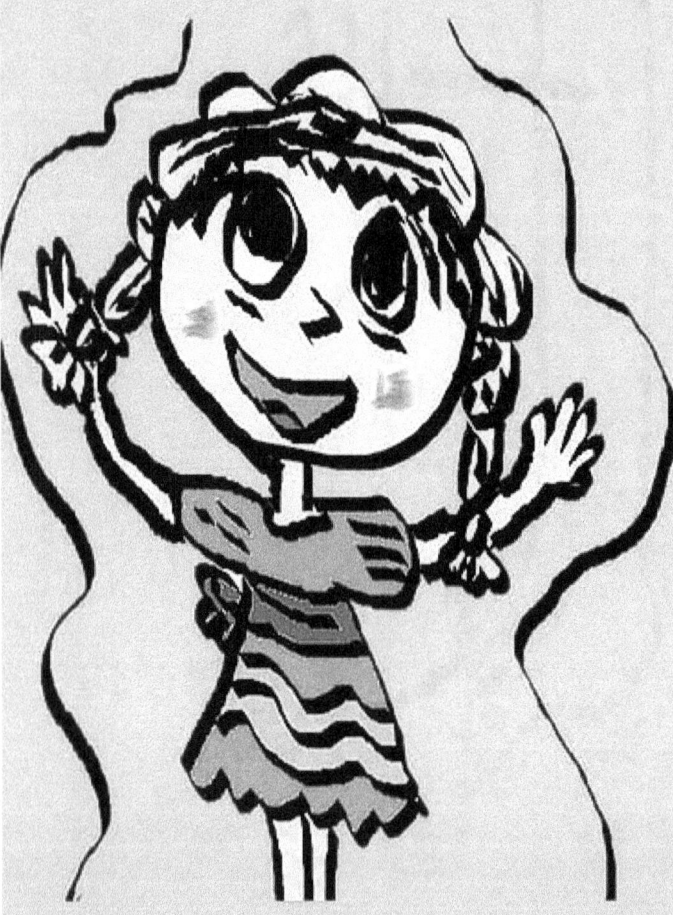

What letter was gone ?

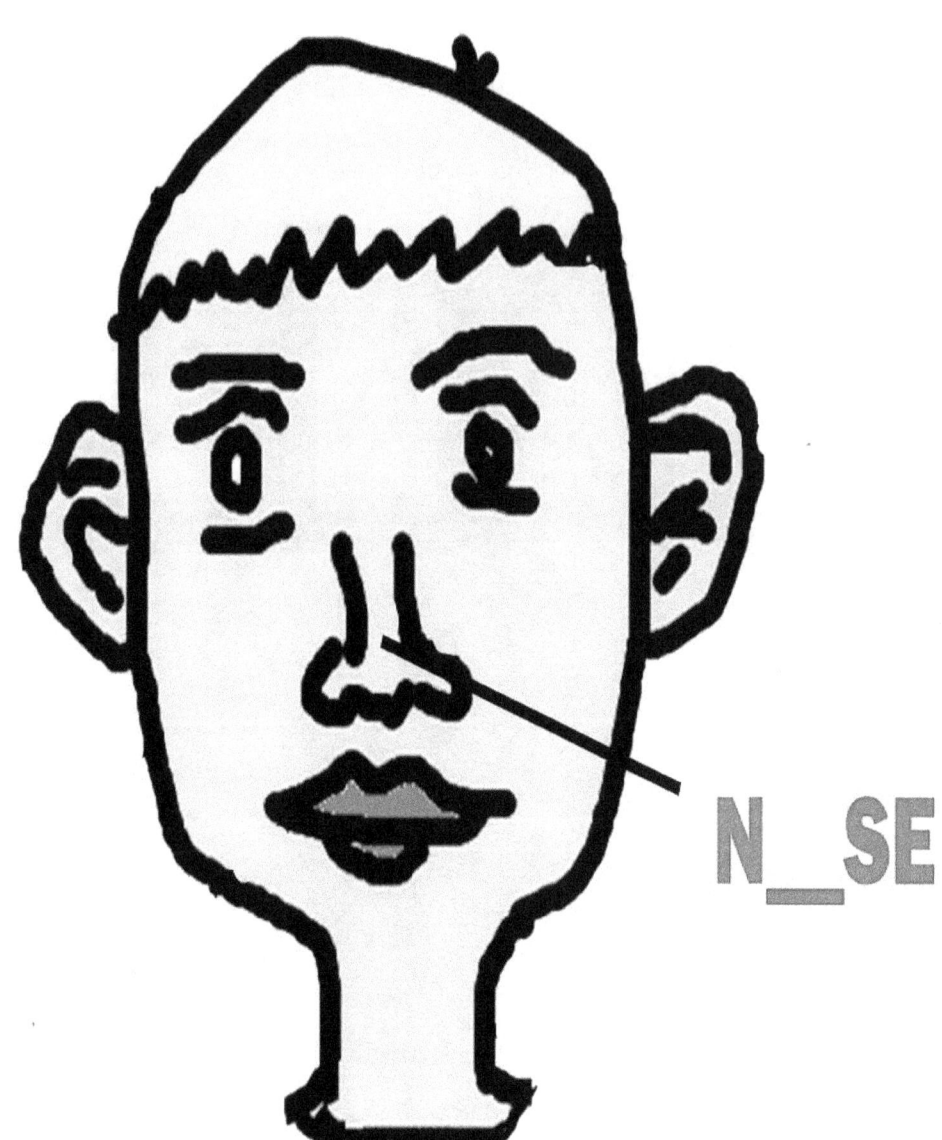

N_SE

EA_

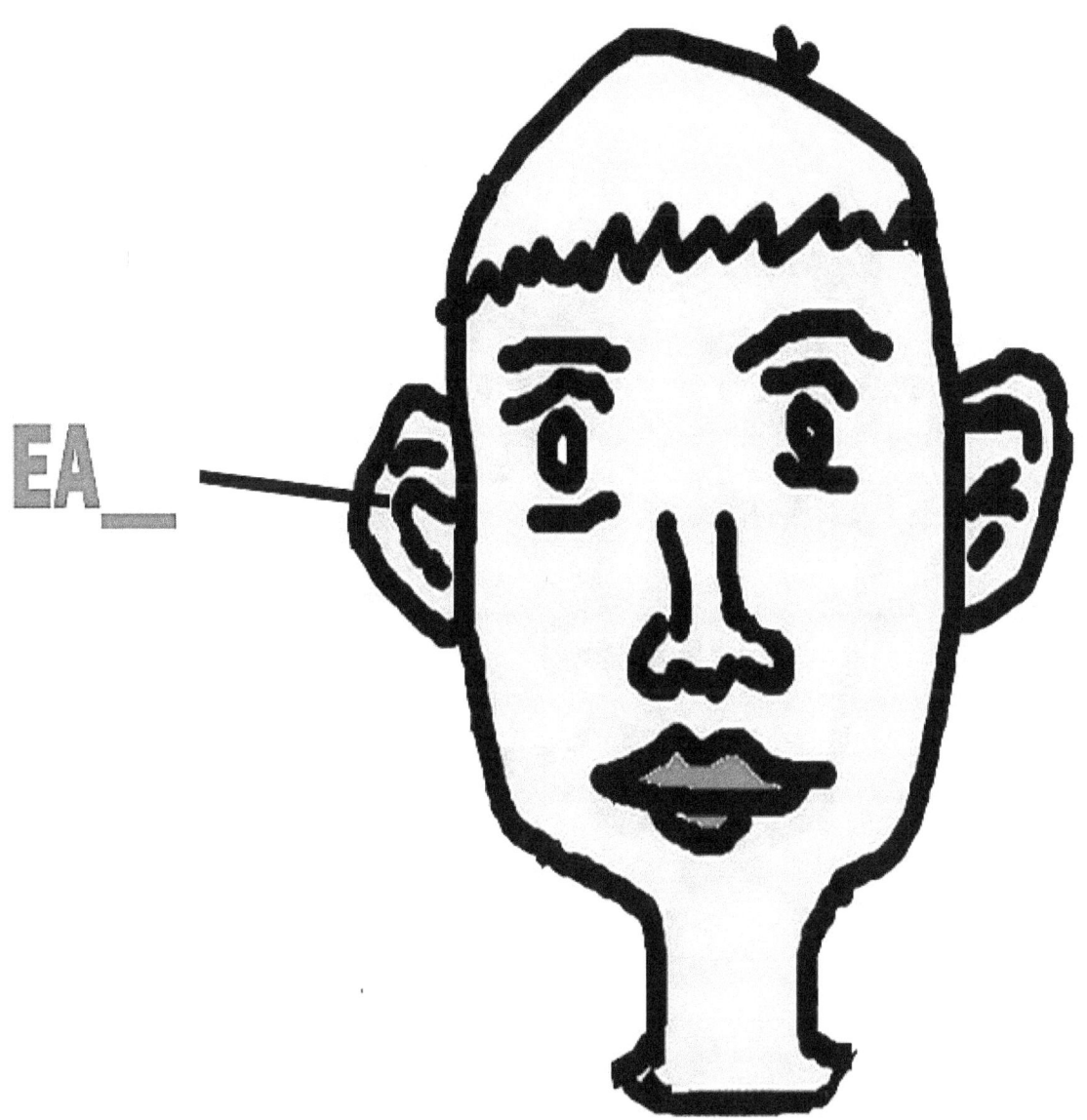

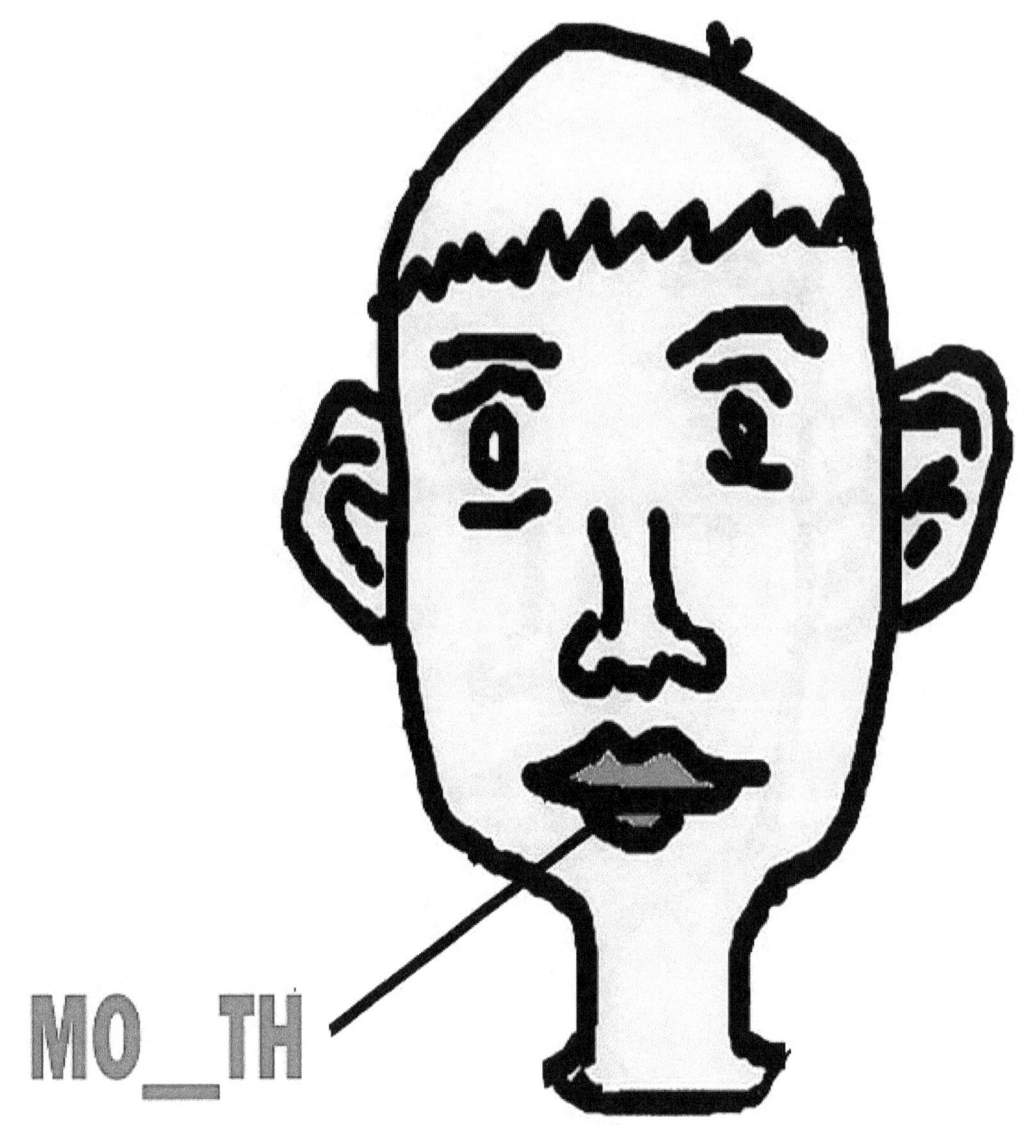

MO_TH

EY_

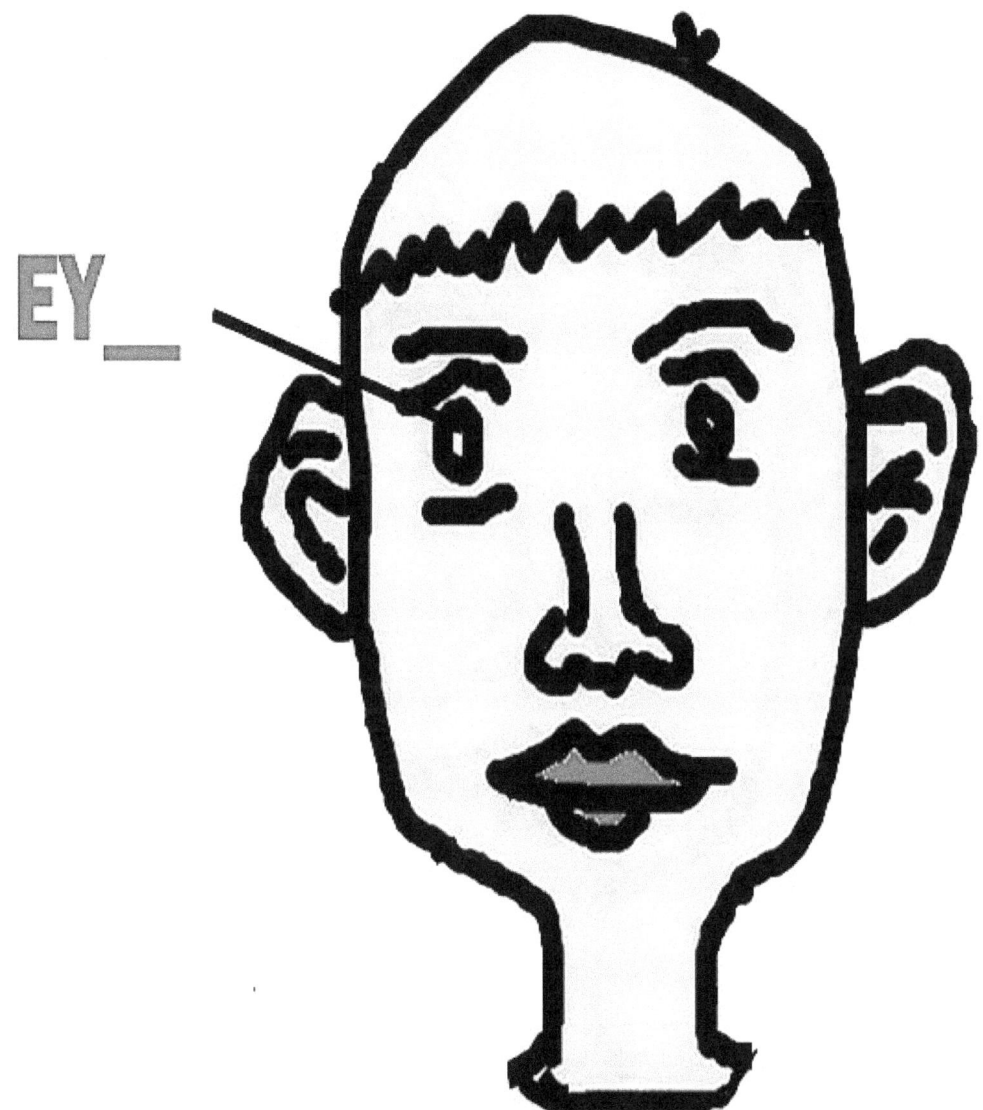

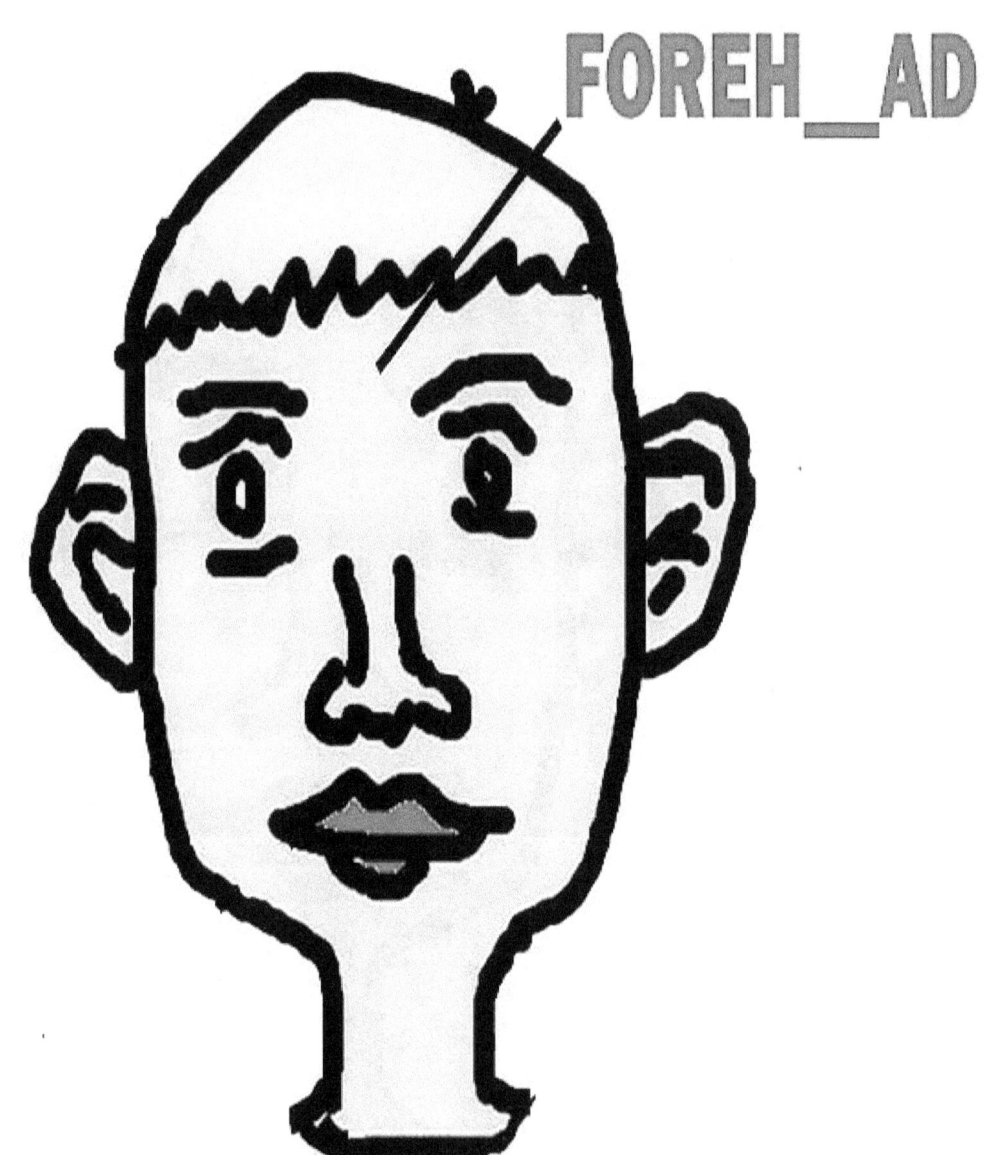

FOREH_AD

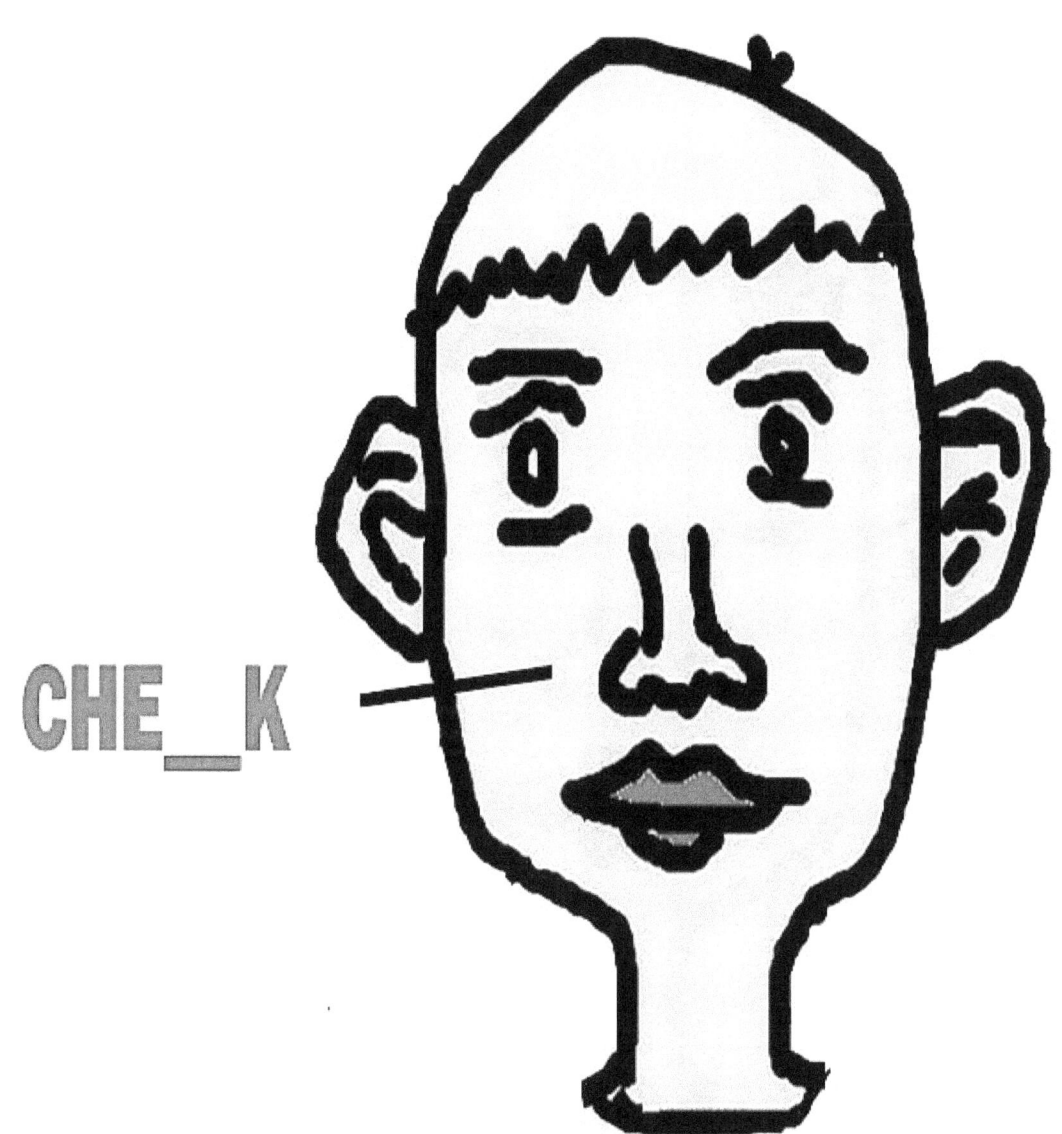

CHE_K

HA_R

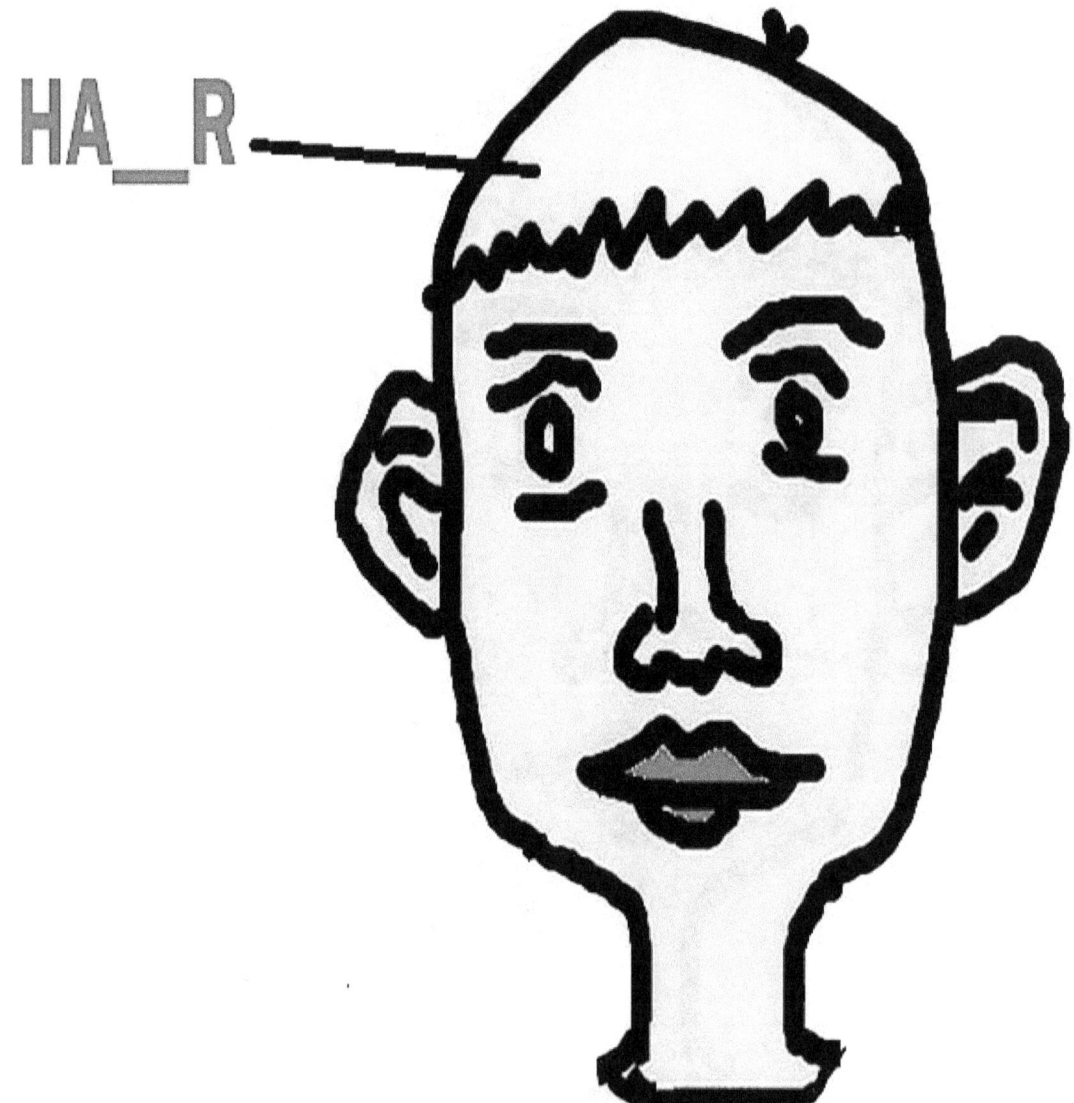

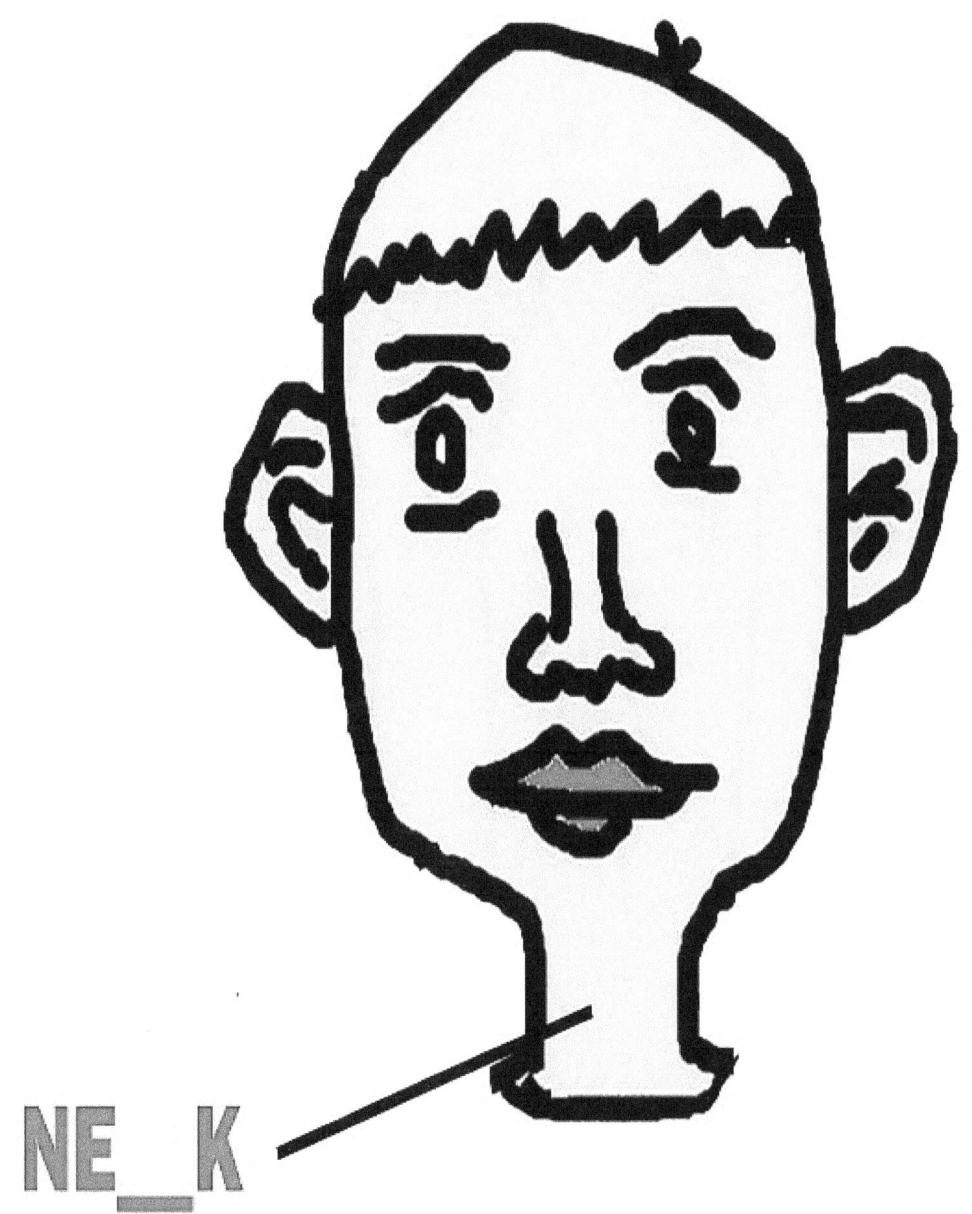

NE_K

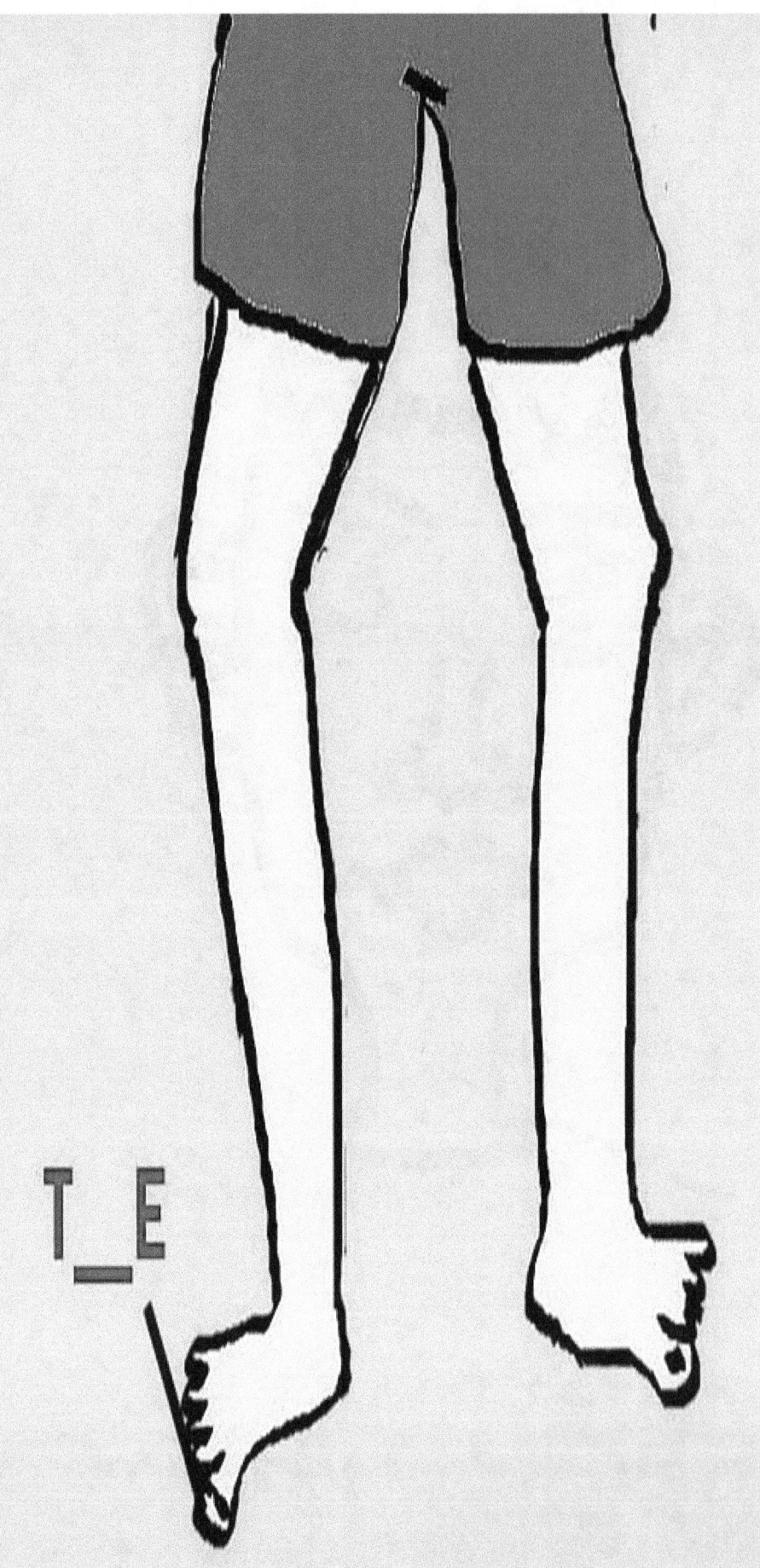

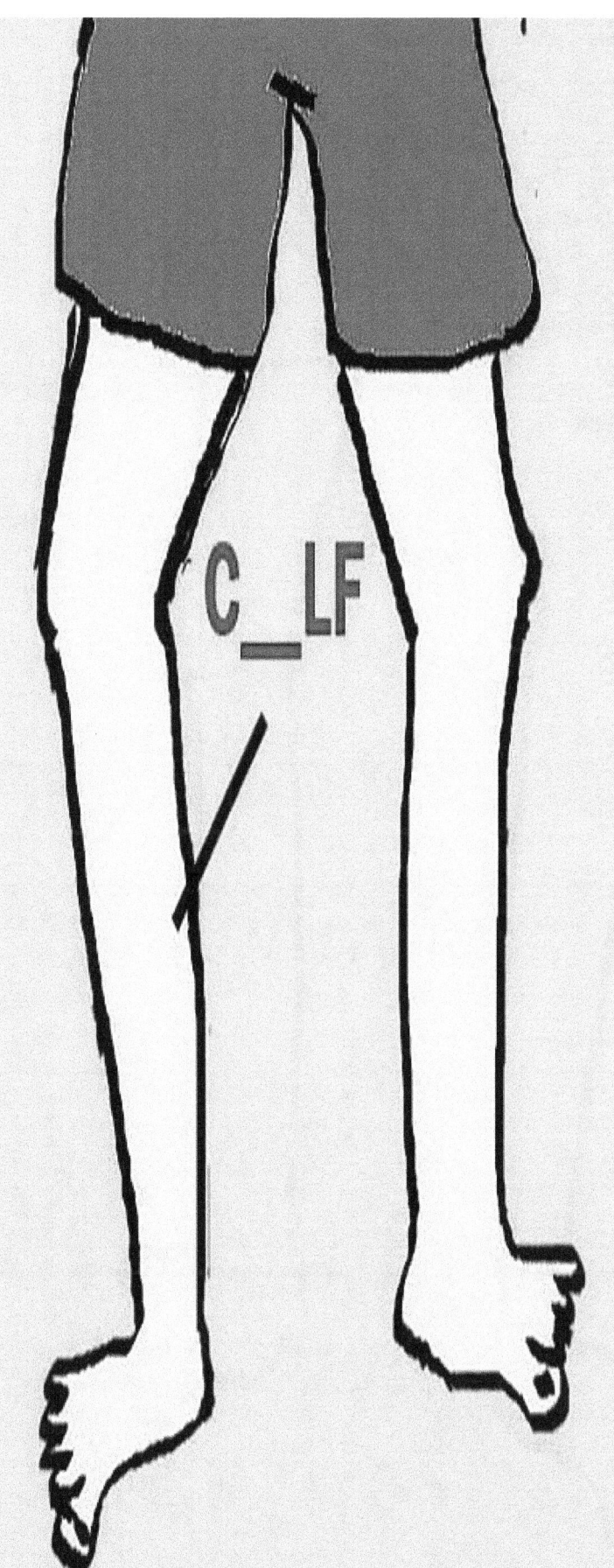

THIG_ —

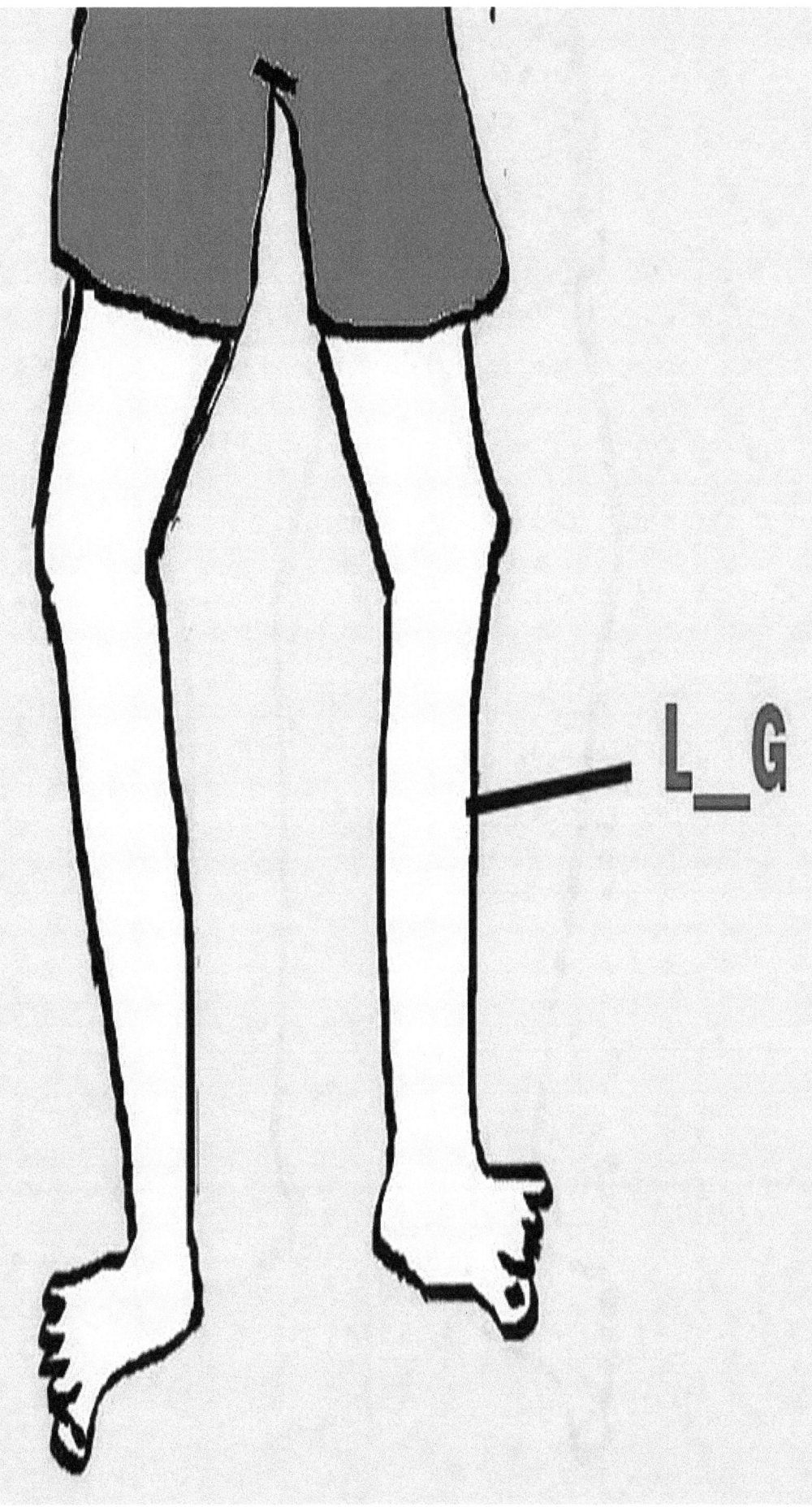

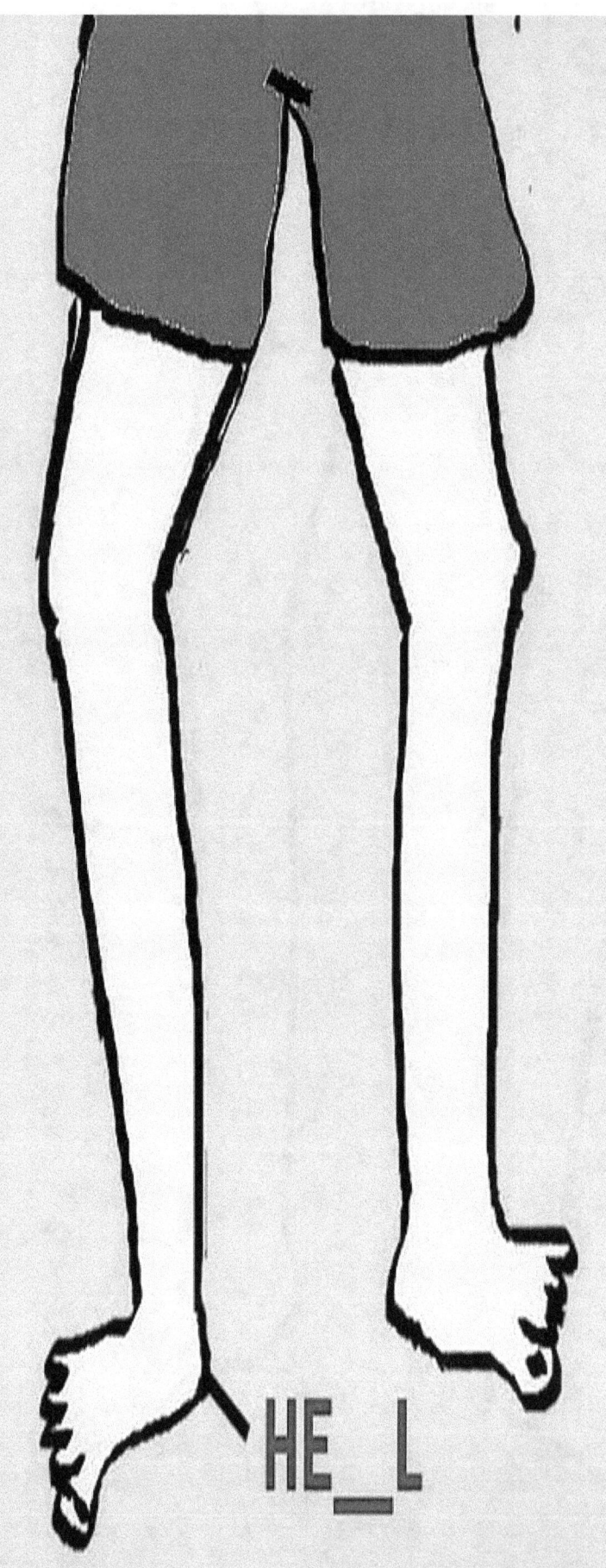

HE_L

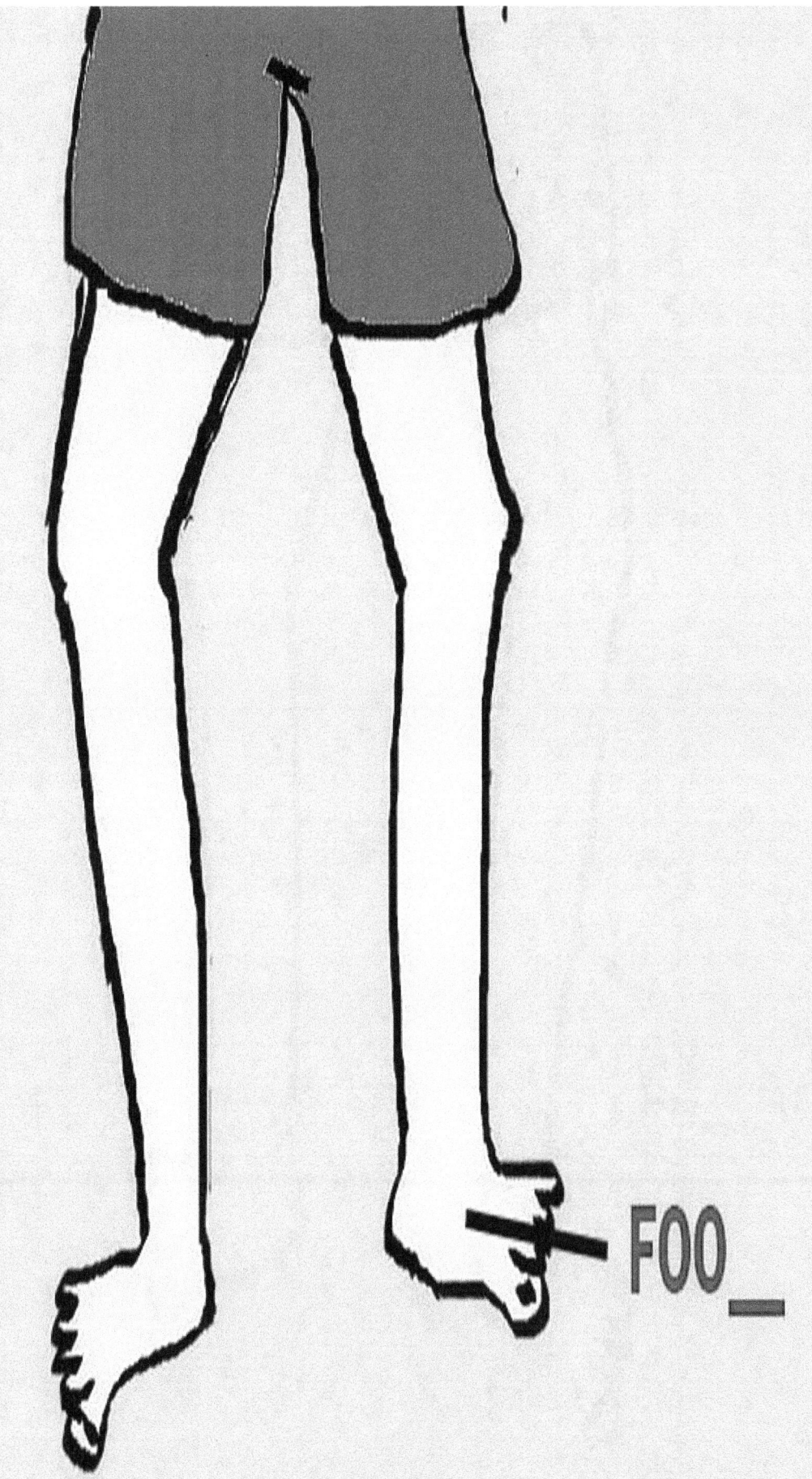

FOO_

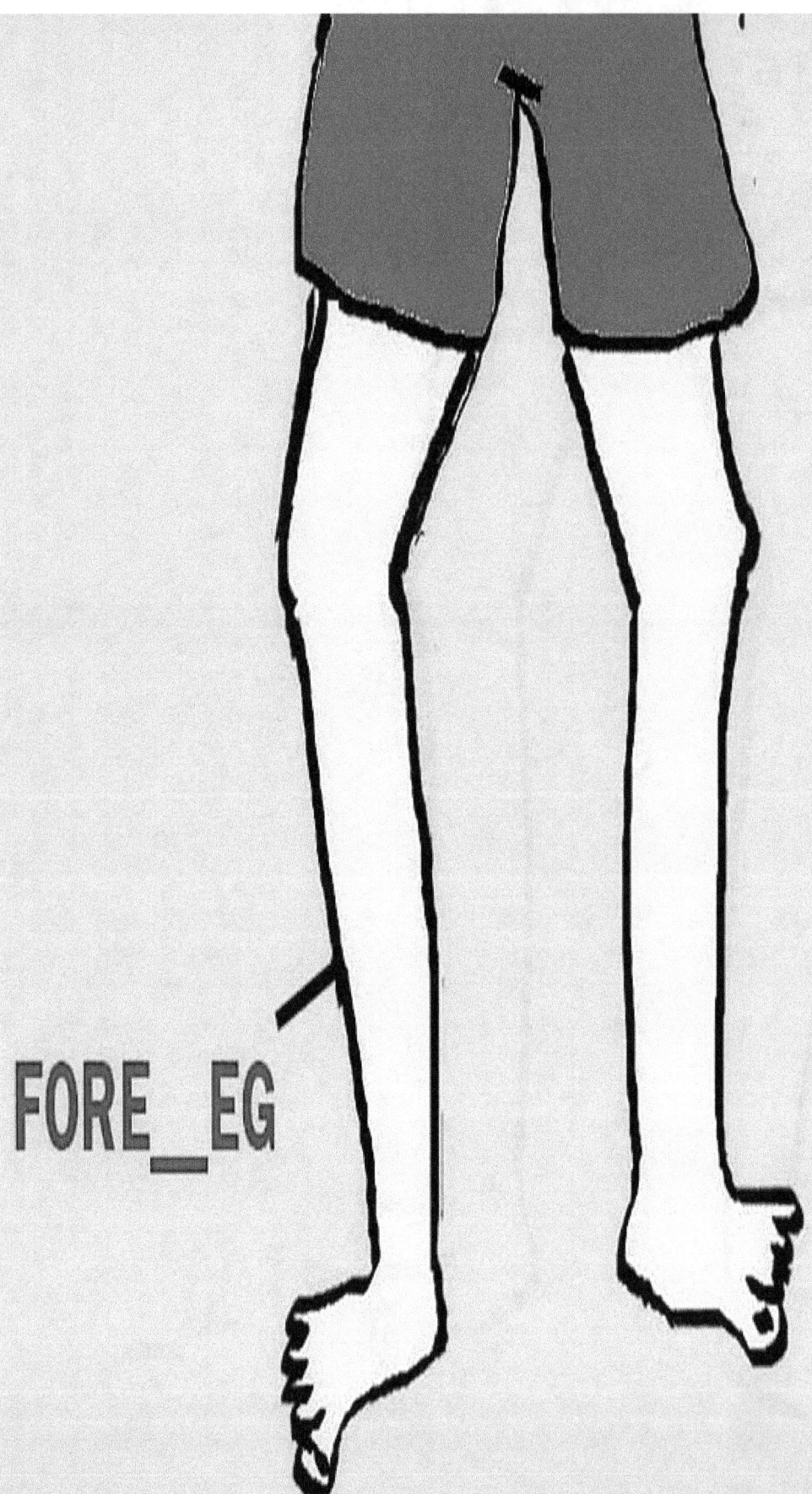

FORE_EG

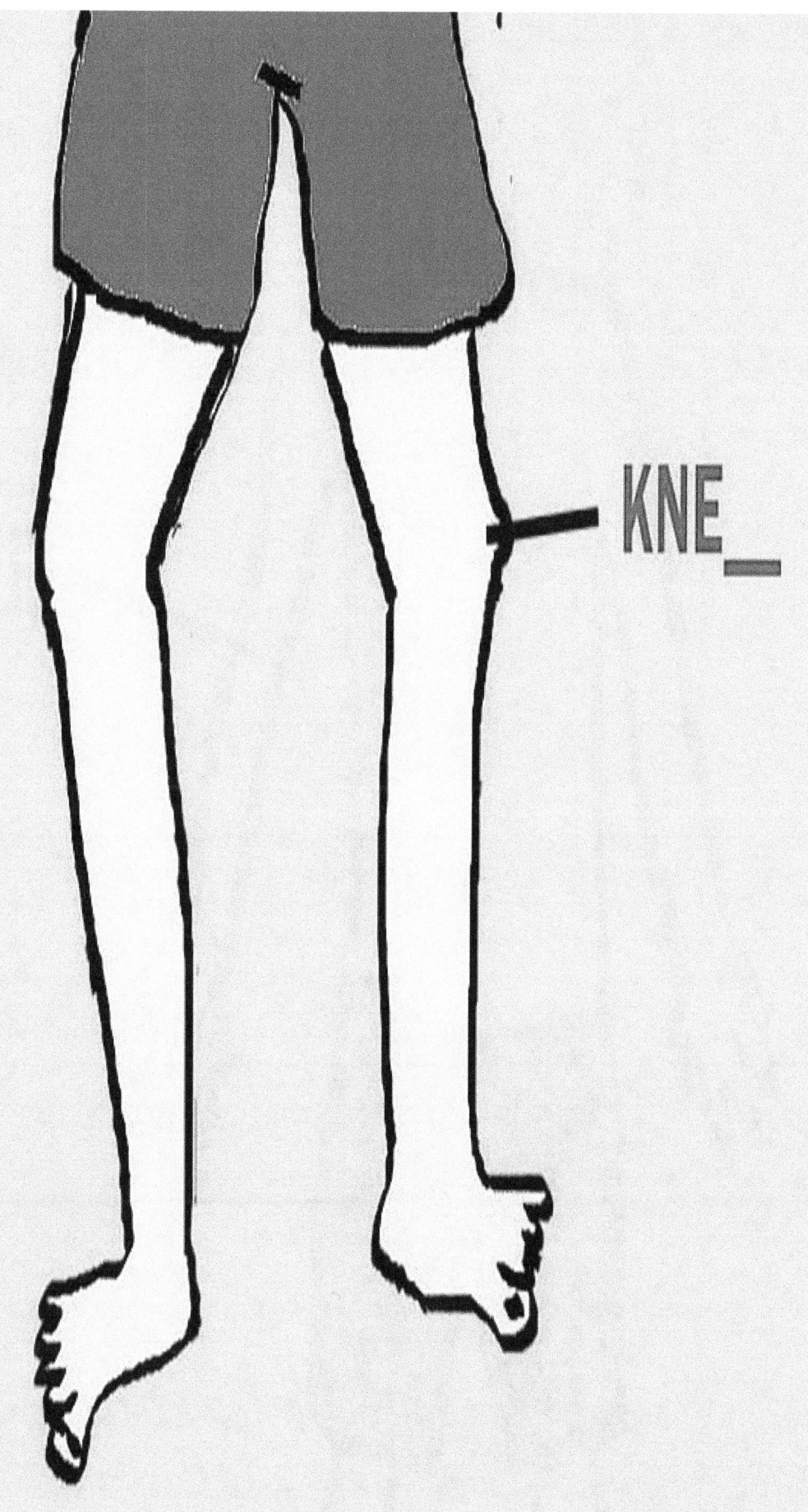

KNE_

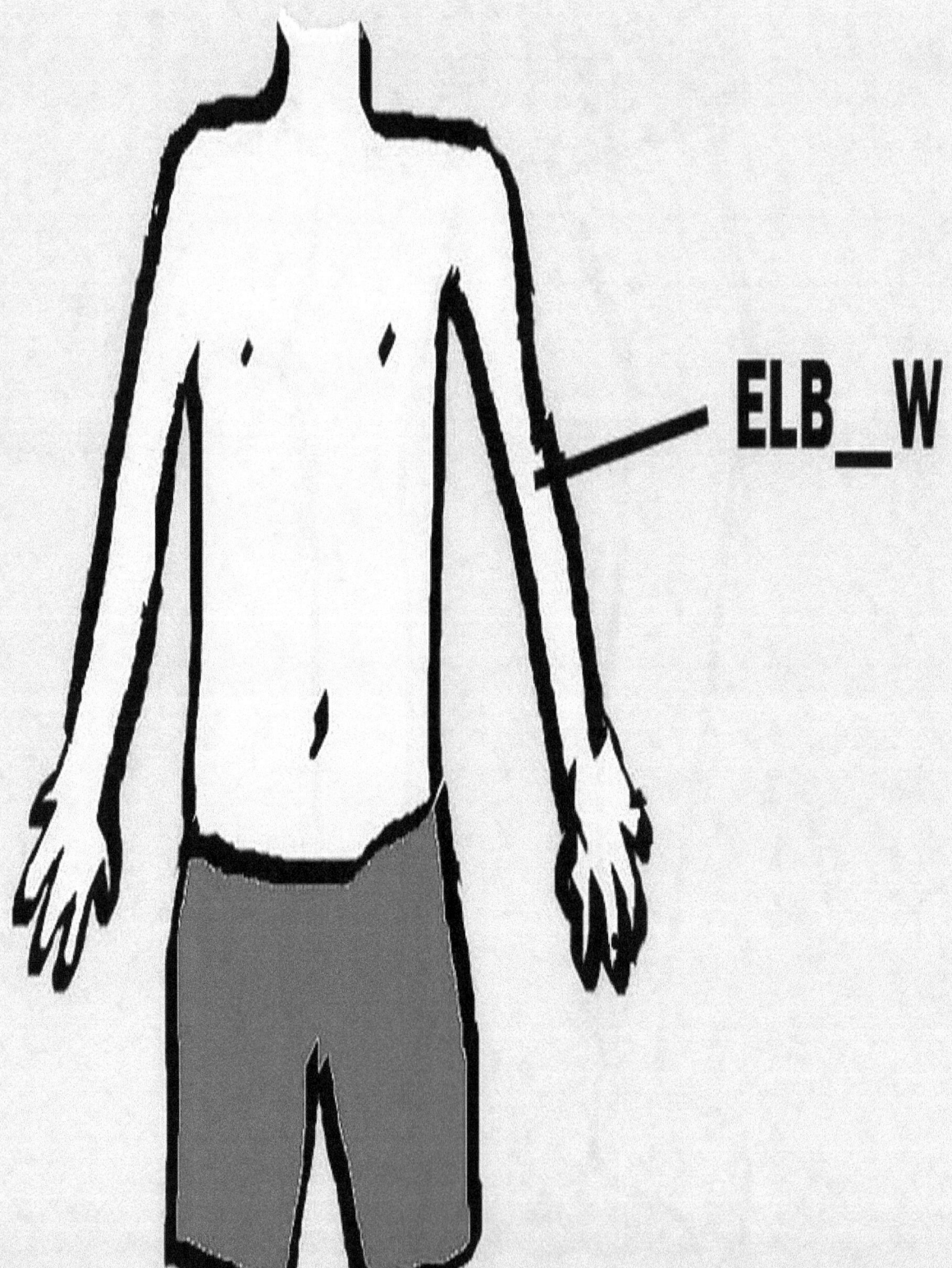

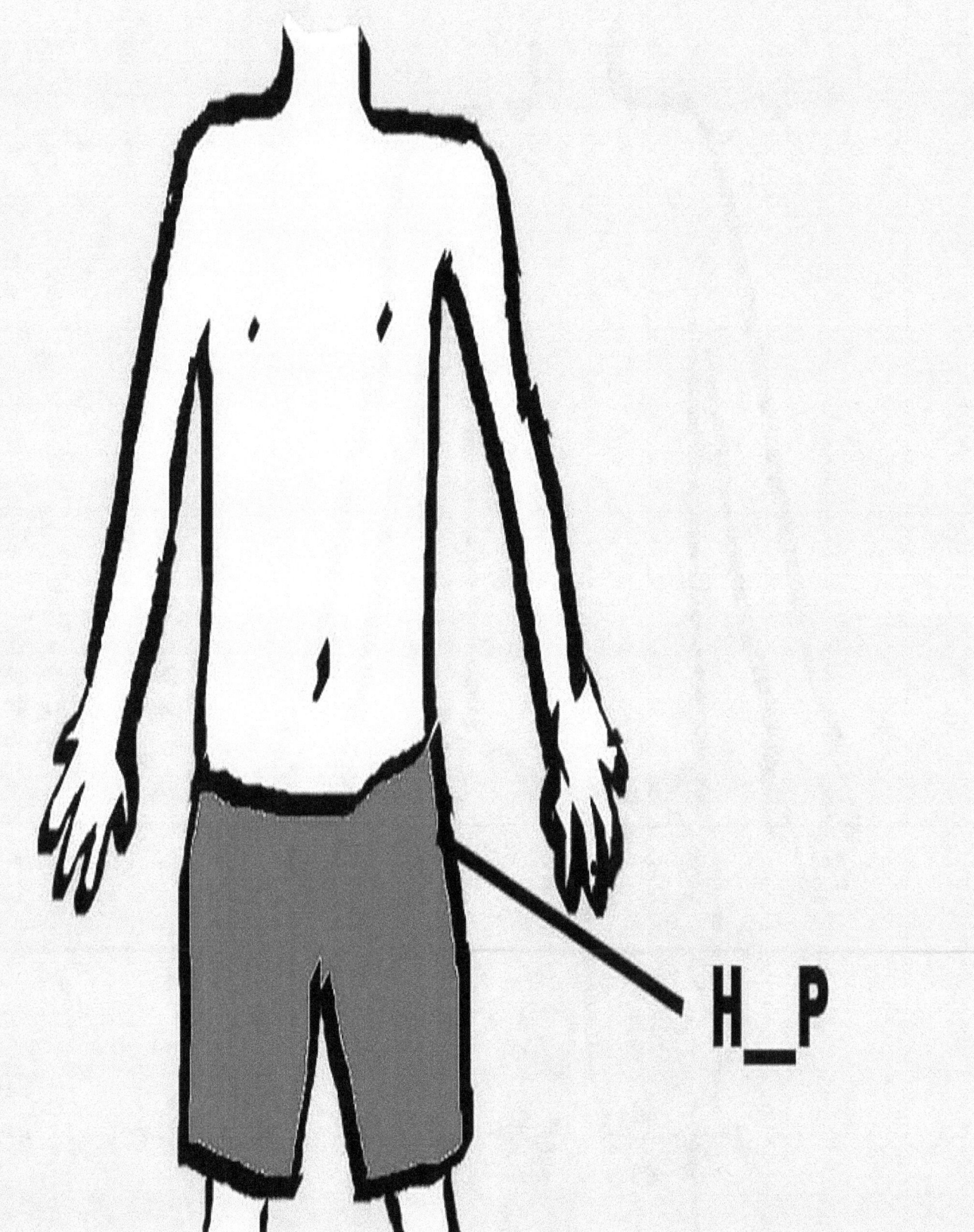

H_P

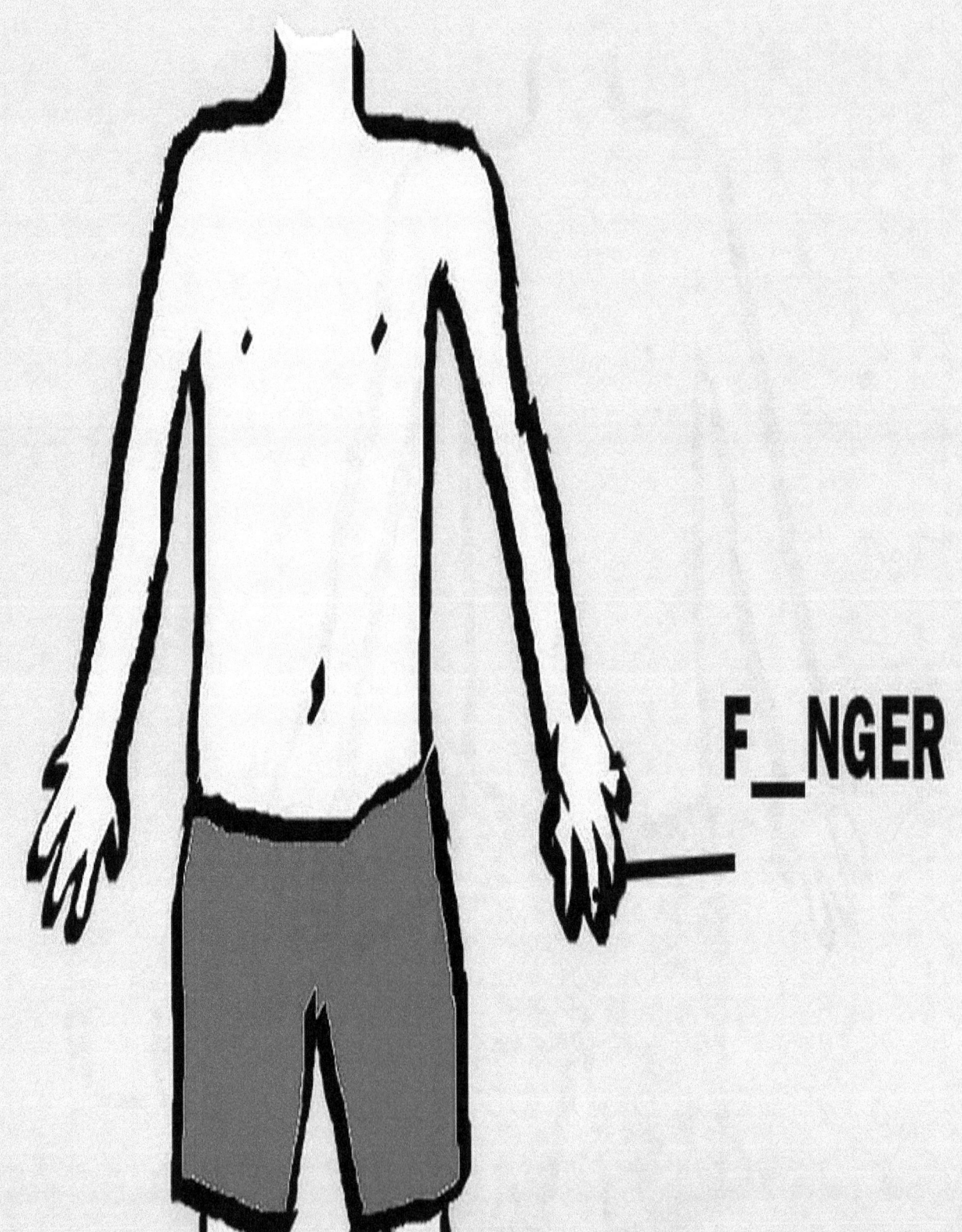

F_NGER

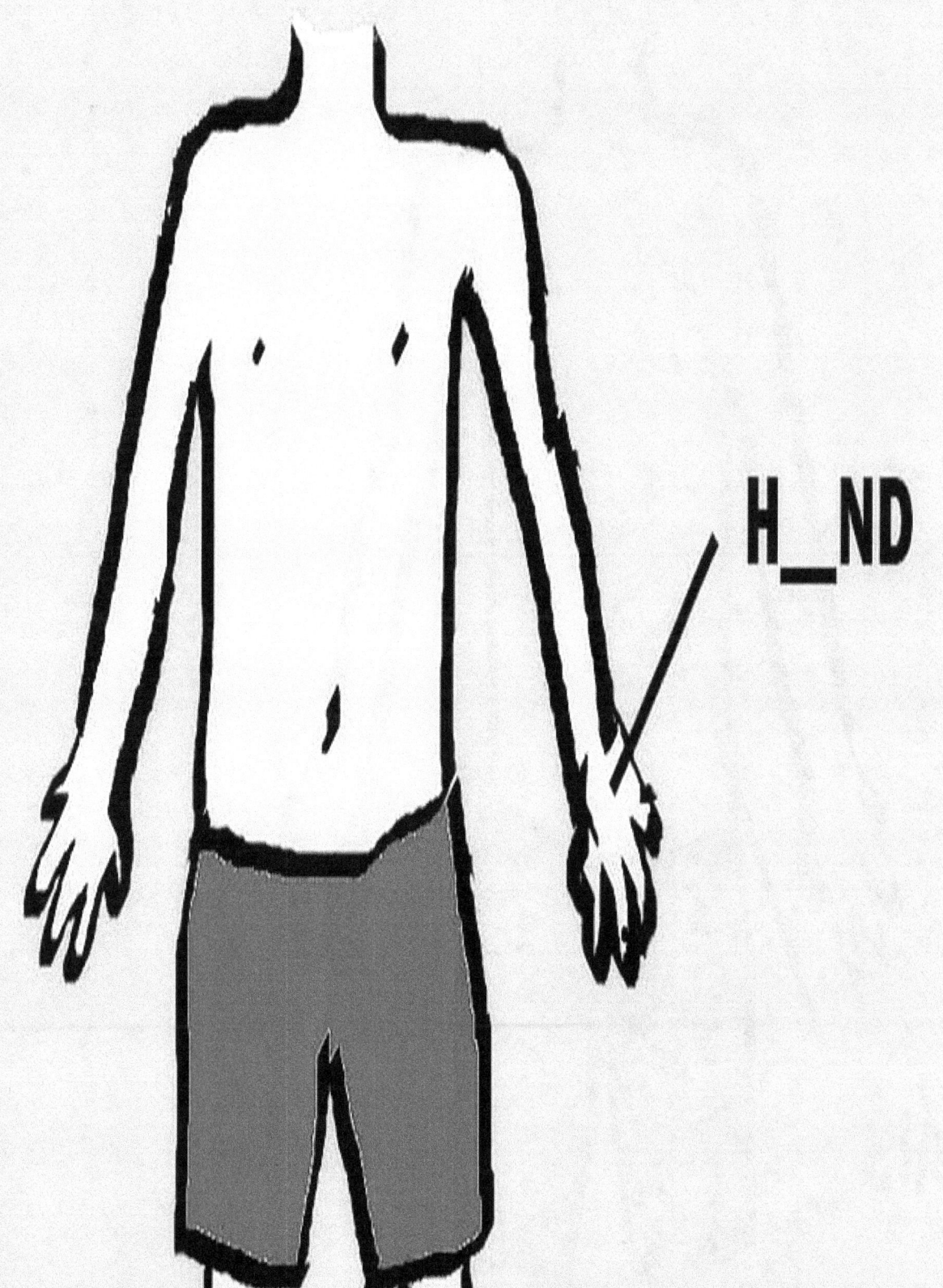

H_ND

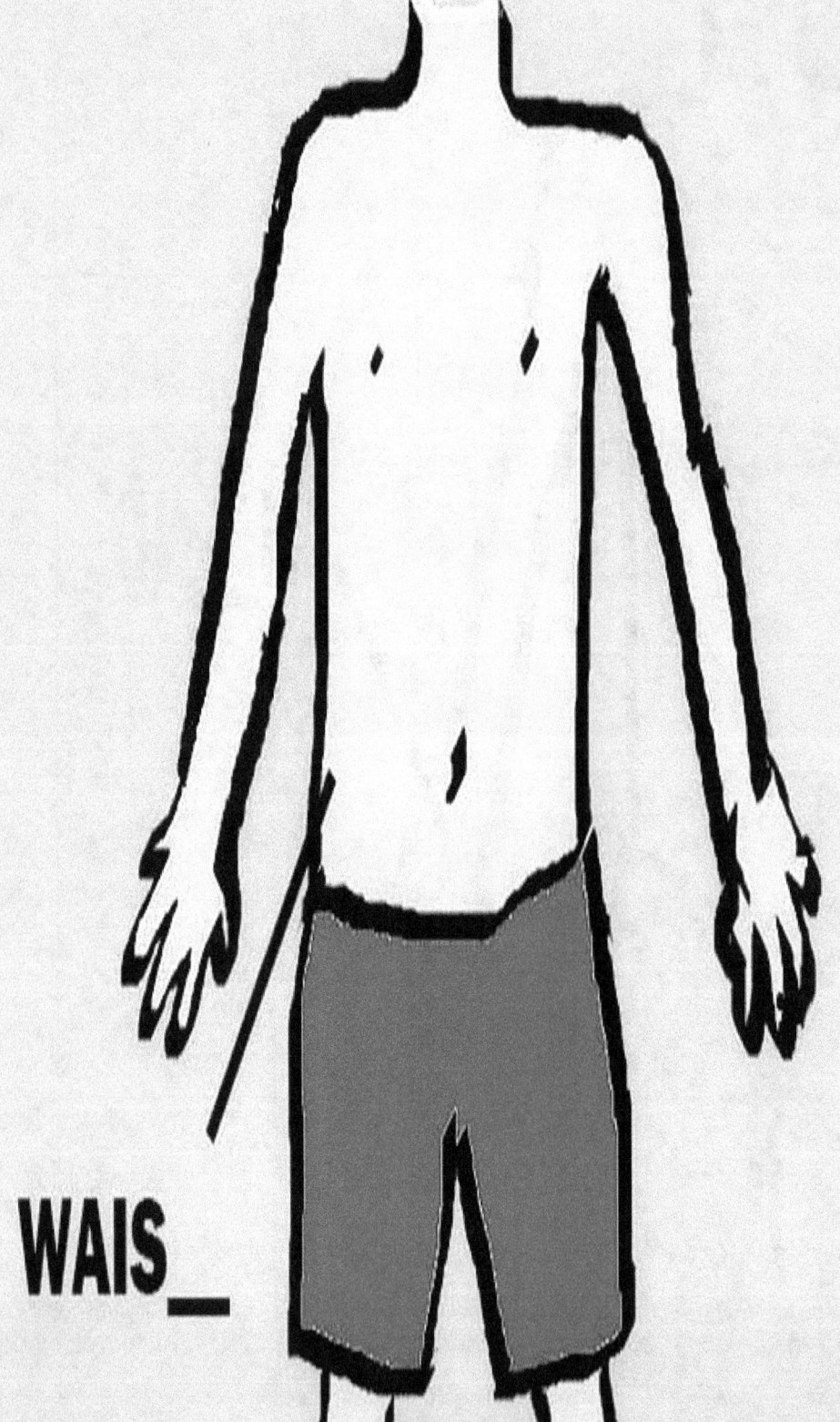

WAIS_

SHO_LDER

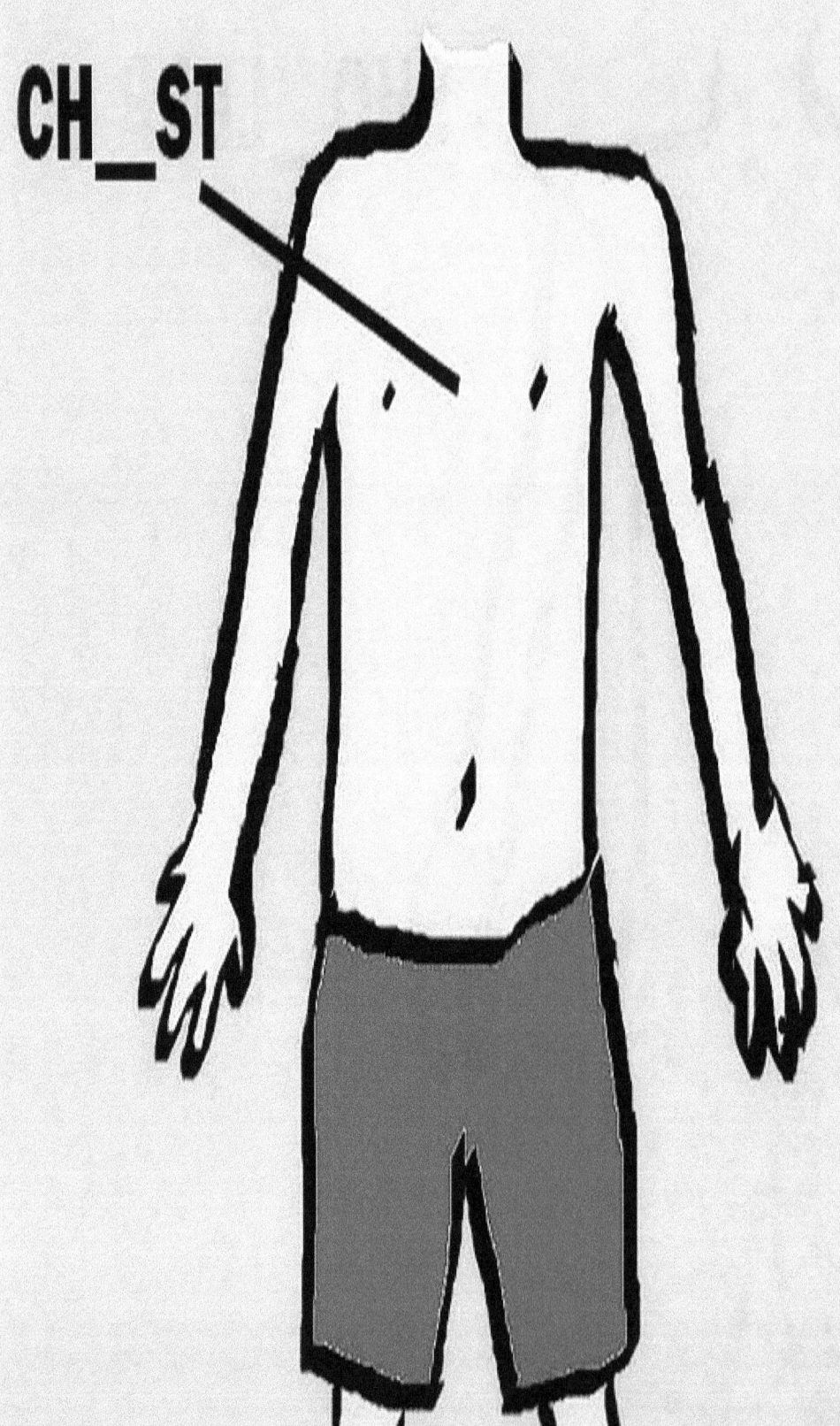

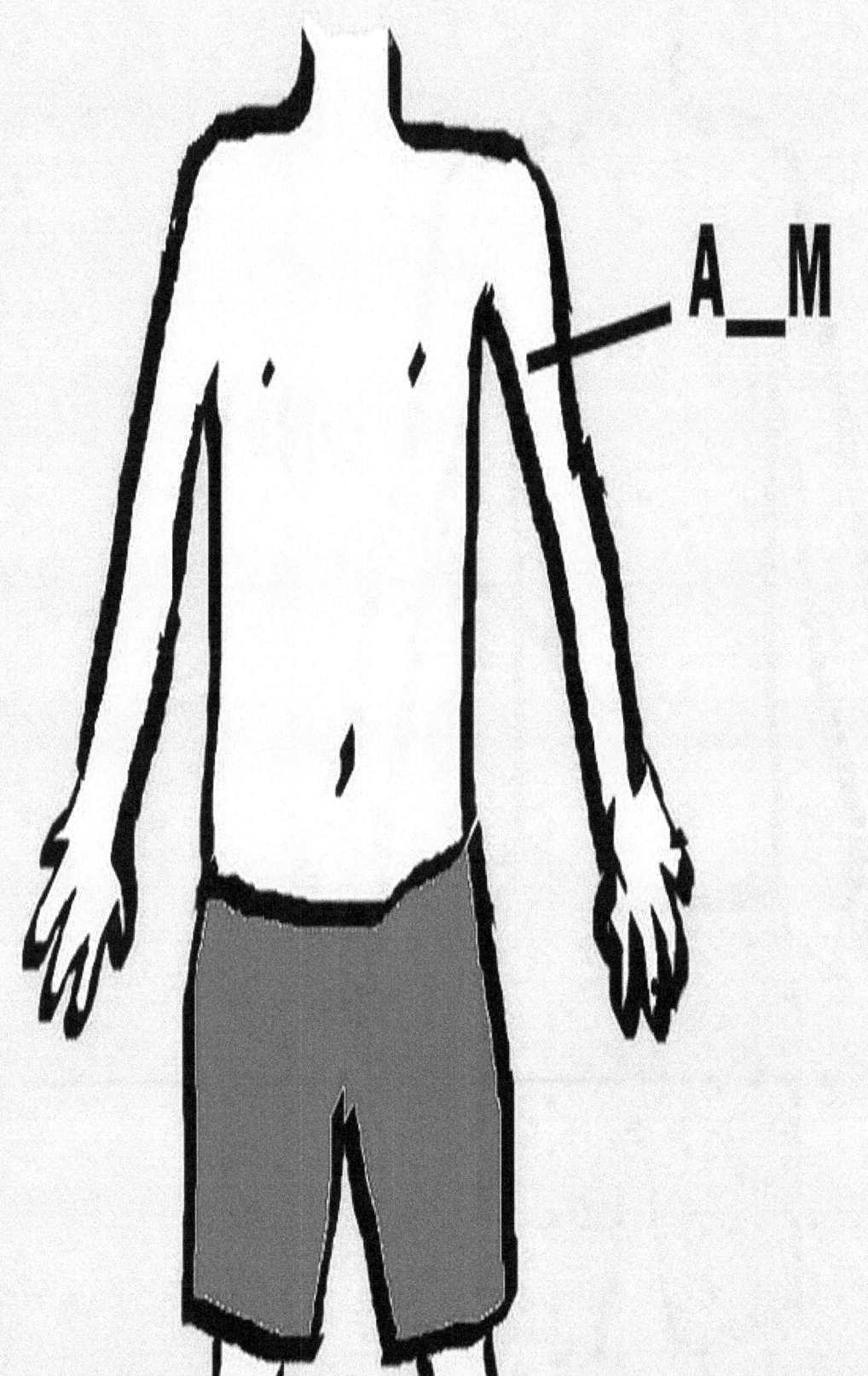

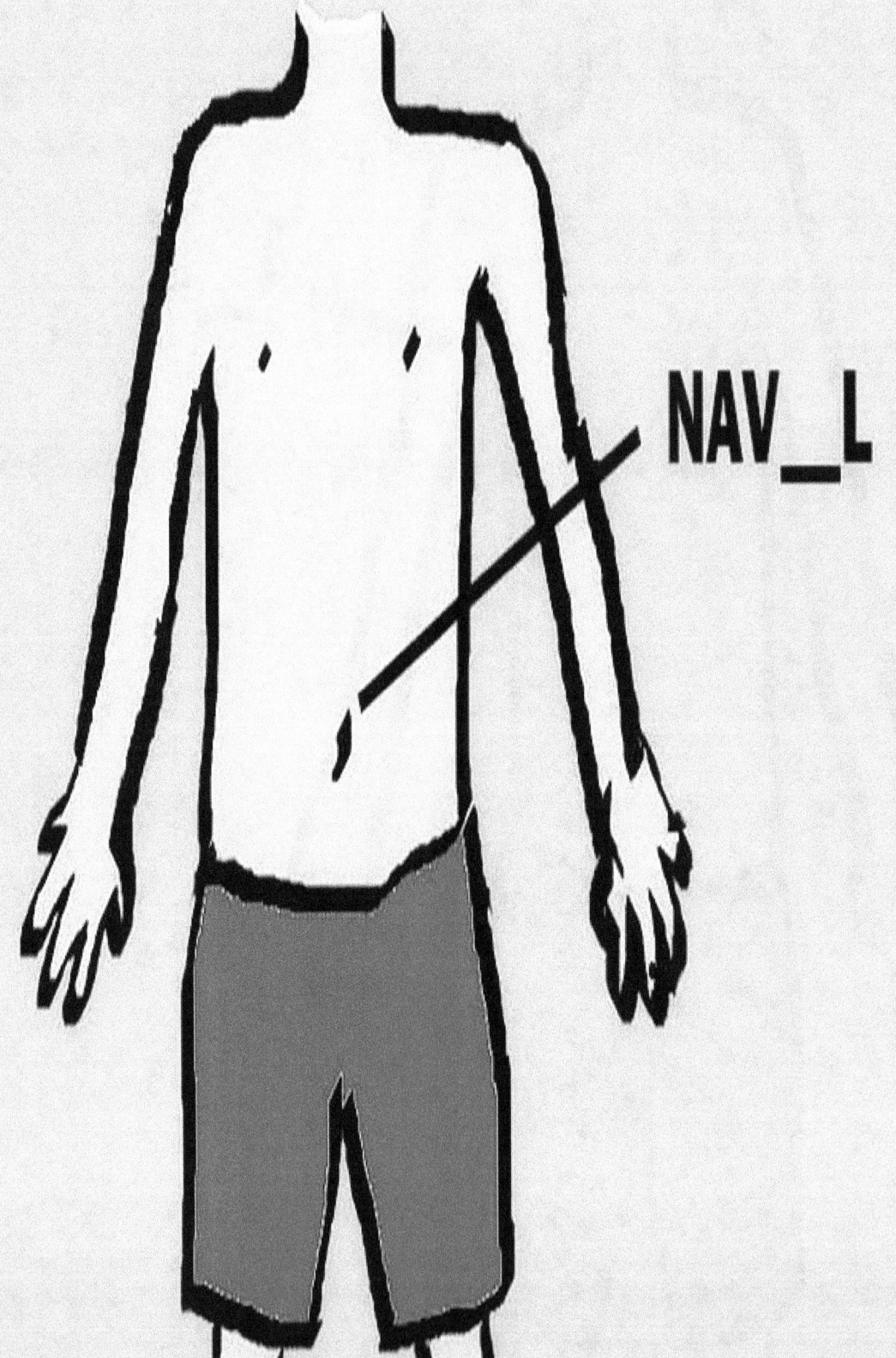

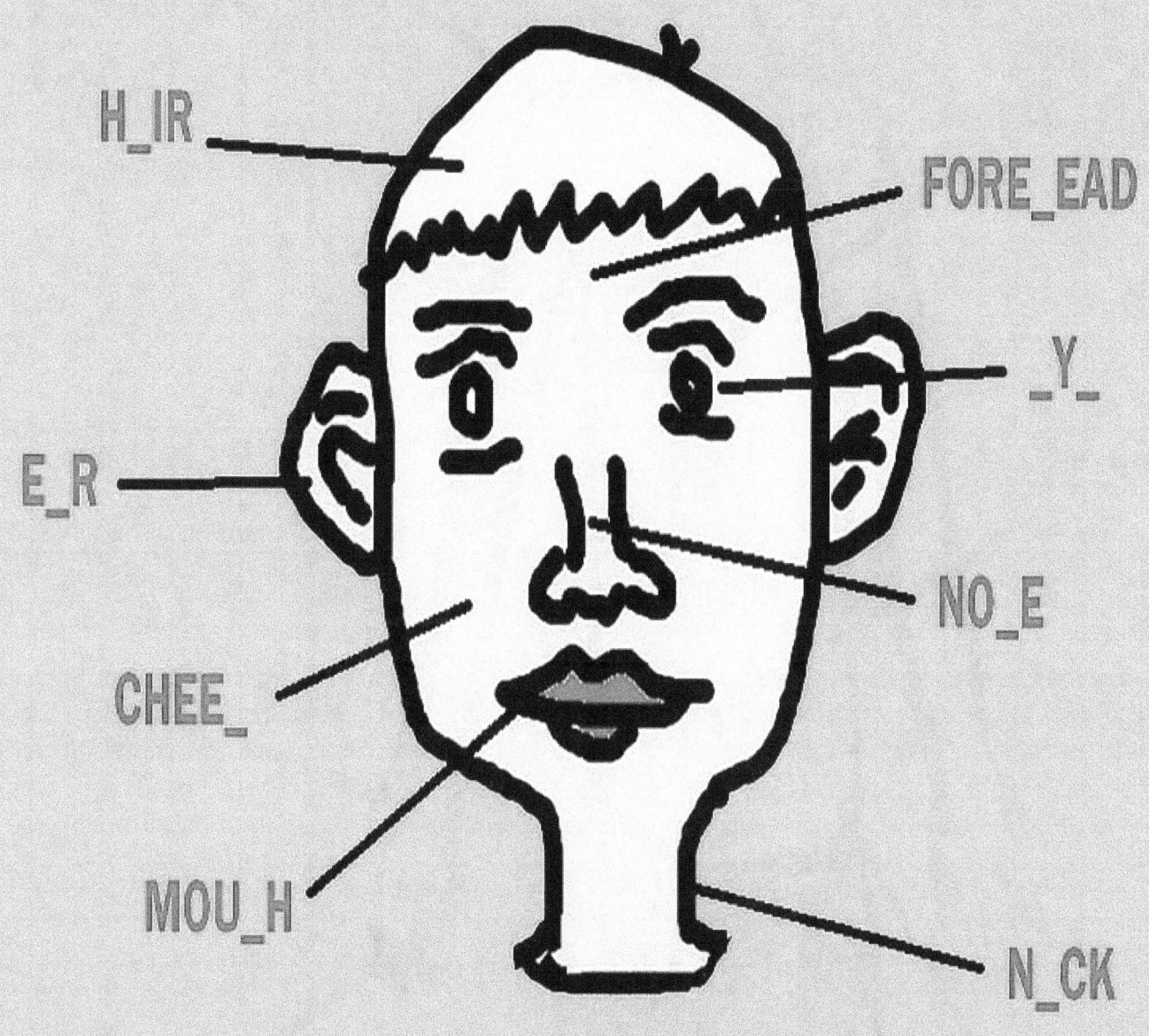

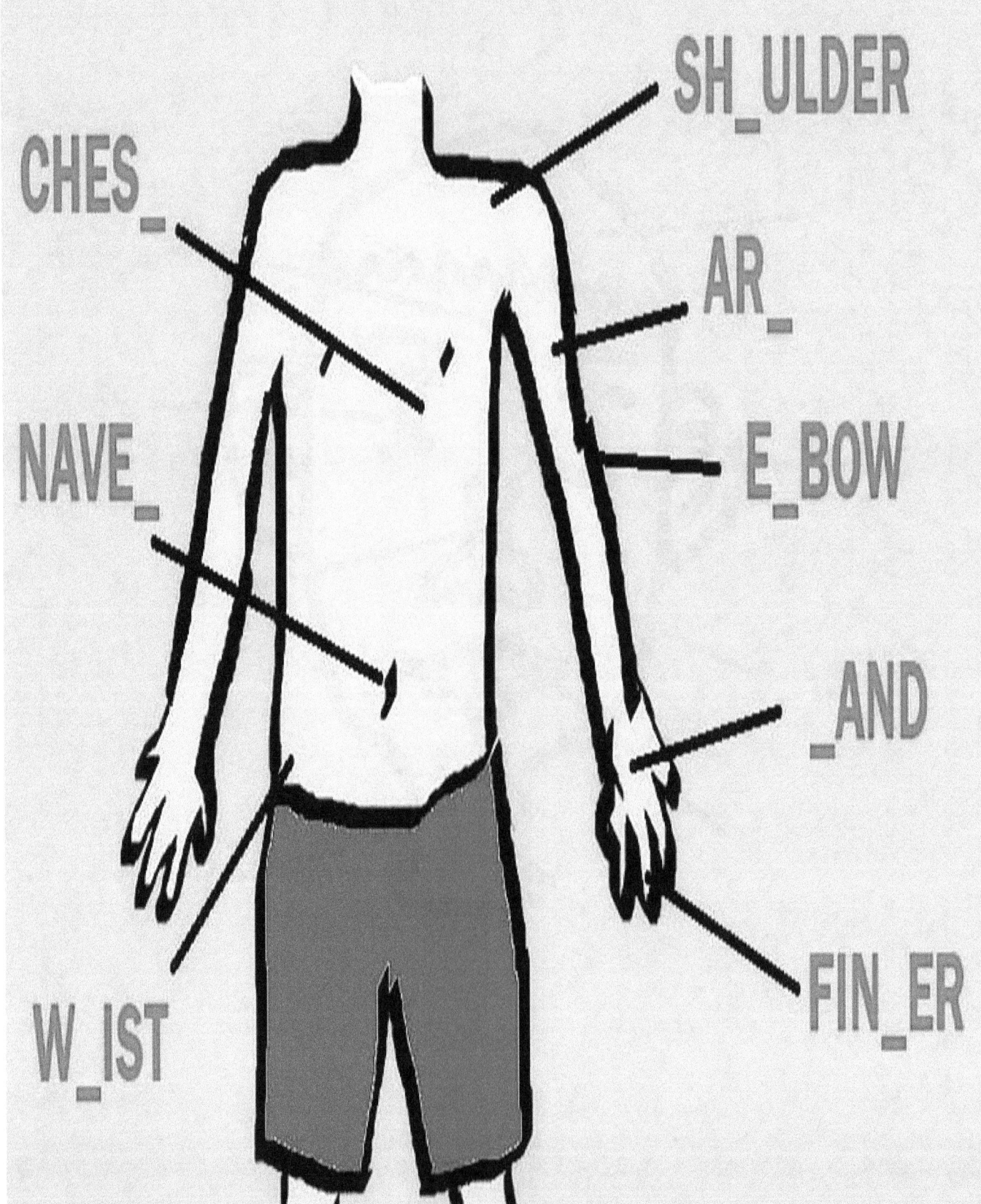

CHES_

SH_ULDER

AR_

NAVE_

E_BOW

_AND

W_IST

FIN_ER

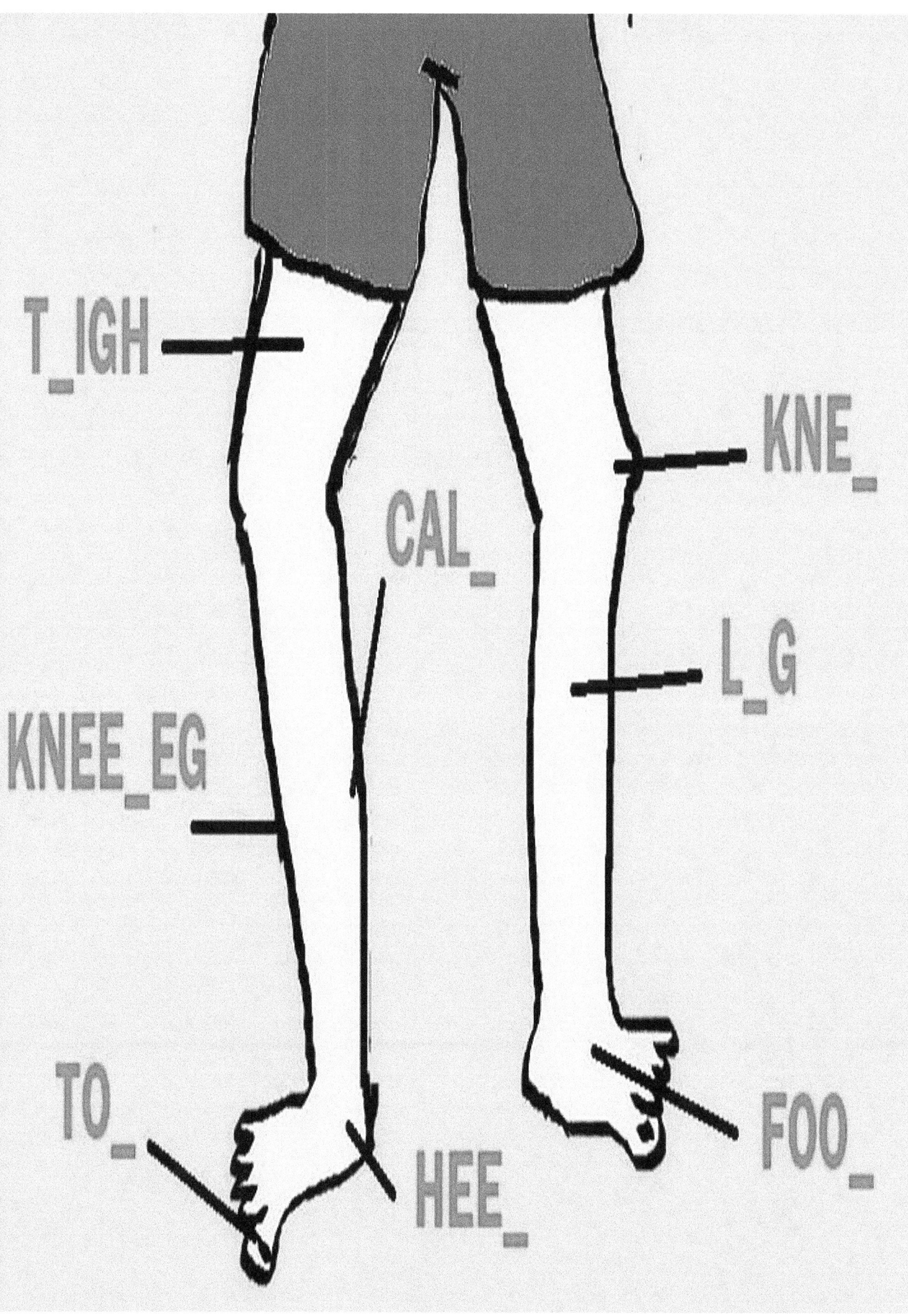